乳腺疾病
影像诊断与分析

主　编　赵一平　袁　欣
副主编　秦冬雪　孙　健
编　者（以姓氏笔画排序）
马丽雪　孔子璇　朱逸峰　刘晓岚　孙　健
孙海艳　牟　彬　李　响　李　硕　李相文
罗　宁　赵一平　赵子木　胡家玮　段亚阳
侯美丹　贺丰泰　秦冬雪　袁　欣　高晓宁
曹　璐　崔　倩　熊婧彤

科学出版社
北　京

内 容 简 介

本书收集大量乳腺影像学检查资料，结合临床、教学实践经验和国内外最新发展动态，从乳腺疾病临床表现、影像诊断技术、基本征象入手，以各种乳腺疾病的综合影像学表现为切入点，涵盖了乳腺的解剖、生理与多种检查方法，阐述了正常乳腺的影像学表现、乳腺基本病变的影像学表现，并综合分析每种疾病的影像学特点，在疾病诊断、指导临床制定治疗方案及预后评价等方面具有重要意义。病例选择上以常见病及典型表现为主，兼顾少见病及不典型表现，影像学表现与临床和病理改变紧密结合。书内彩图以二维码形式呈现。

本书内容丰富、翔实，实用性、可读性并重，对影像科医师、临床医师、医学院校师生有较高的参考价值。

图书在版编目（CIP）数据

乳腺疾病影像诊断与分析 / 赵一平，袁欣主编 . —北京：科学出版社，2020.11

ISBN 978-7-03-066500-3

Ⅰ . ①乳… Ⅱ . ①赵… ②袁… Ⅲ . ①乳房疾病－影像诊断 Ⅳ . ① R655.804

中国版本图书馆 CIP 数据核字（2020）第 205270 号

责任编辑：于 哲 / 责任校对：郭瑞芝
责任印制：李 彤 / 封面设计：龙 岩

科 学 出 版 社 出版
北京东黄城根北街 16 号
邮政编码：100717
http://www.sciencep.com

北京建宏印刷有限公司 印刷
科学出版社发行 各地新华书店经销

*

2020 年 11 月第 一 版 开本：787×1092 1/16
2022 年 3 月第三次印刷 印张：12
字数：259 000
定价：119.00 元
（如有印装质量问题，我社负责调换）

前　言

　　在我国，乳腺癌的发病率位于城乡女性恶性肿瘤发病率首位，是女性癌症死亡的主要原因。有文章指出乳腺癌的早期诊断，可以显著降低诊疗费用，并且延长患者的生存期。目前临床诊断乳腺癌的常用方法有外科触诊、影像学检查及穿刺活检，尤其是影像学检查应用最为广泛。X线钼靶、超声、磁共振成像是乳腺癌主要的影像学检查方法。

　　本书从乳腺影像学诊断技术、基本征象入手，以病理结果作为金标准，用大量生动翔实的病例图片来解读各种乳腺疾病。本书以多种乳腺疾病的彩超、全自动乳腺容积成像、X线钼靶摄片、磁共振成像、PET-CT等综合影像学表现为主线，从解剖学等基本知识入手，全面阐述了乳腺疾病的病因、流行病学表现、临床表现、各种影像学检查方法在乳腺疾病诊断中的价值、局限和合理选用流程。

　　参与编撰本书的作者既有经验丰富的高年资医师，又有处于进阶时期的青年医师和研究生。本书不仅内容全面、术语严谨，参考文献详尽，而且病例丰富、图文并茂，既适合作为乳腺影像诊断从业人员的工具书，也适合作为临床医师的重要参考书，还适用于刚步入实习阶段的年轻医师答疑解惑。

大连医科大学附属第二医院

赵一平

2020年6月

目　　录

第1章

乳腺的发育及正常影像学表现

第一节　乳腺的发育及解剖

乳房（breast）是皮肤特殊分化的器官，是人类和哺乳类动物特有的结构。乳房由皮肤、脂肪组织、纤维组织和乳腺腺体构成。其中，乳腺是皮肤的附属腺体，为复管泡状腺。

一、乳房的发育

女性乳房的大小和形态随年龄变化较大。在青春期，乳房开始发育，成年未哺乳女性的乳房呈半球形，紧张并富有弹性，重150～200g。由于乳房内部纤维组织和脂肪组织含量不同，因此不同个体乳房大小及形态有所差异。在妊娠期和哺乳期，由于激素影响使腺体组织增殖、发育，乳房增大，可呈球形。哺乳停止后，激素迅速下降，腺体组织和结缔组织逐渐分解、减少，乳腺萎缩，乳房减小。更年期后，由于性激素的分泌急剧减少，导致乳腺小叶萎缩，脂肪组织含量减少，乳房体积显著减小。

二、乳房的解剖

乳房位于胸大肌和胸肌筋膜的表面，介于胸骨旁线和腋中线之间，自上起于第2～3肋水平，止于第6～7肋水平。乳房与胸肌筋膜之间的间隙，称为乳房后间隙（retromammary space），内有疏松结缔组织和淋巴管，但无大血管，因此，可以保证乳房轻度移动，在隆胸术中，有利于假体的置入。乳腺癌时，肿块侵及胸大肌、乳房后间隙消失，活动度减低，乳房被固定在胸大肌上，乳房外上极狭长伸向腋窝的部分形成乳房腋尾部，称为Spence腋尾。

乳房由皮肤、脂肪组织、纤维组织和乳腺腺体构成。皮肤表面局部有局限性隆起，称为乳头（nipple），通常位于第4肋间隙或第5肋骨与锁骨中线相交处。乳头表面有许多小窝，内有输乳孔。乳头周围颜色较深的区域，称为乳晕（areola of breast）。乳晕表面有许多小隆起，称为乳晕腺（areolar gland），可分泌脂性物质来润滑乳头，防止皮肤较薄的乳头和乳晕受损、感染。妊娠期和哺乳期，乳头及乳晕因色素沉着，颜色加深。脂肪组织和纤维组织走行于乳腺腺体

1

之间，乳腺腺体被结缔组织分隔成15～20个乳腺叶，每个乳腺叶又分为若干个乳腺小叶。每个乳腺叶有一条排泄管，称为输乳管（lactiferous ducts）。输乳管在接近乳头处形成局限性膨大，称为输乳管窦（lactiferous sinus），其末端变细开口于乳头，哺乳期乳液大量堆积此处，易导致炎症。乳腺叶和输乳管均以乳头为中心呈放射状走行，故乳房脓肿切开引流时应做放射状切口，以免损伤输乳管，乳房后间隙脓肿应在乳腺下缘做一弧形切口引流。乳腺的外侧为浅筋膜浅层，内侧为浅筋膜深层，浅筋膜包裹乳腺的同时，向皮肤和胸肌筋膜发出细小的纤维束固定和支持乳腺，称为乳房悬韧带（suspensory ligament of breast）或库珀韧带（Cooper ligament）。乳腺癌时，癌细胞侵及乳房悬韧带，使局部的纤维结缔组织增生，导致乳房悬韧带缩短，牵拉乳房表面皮肤内陷，形成"酒窝征"（图1-1-1）。

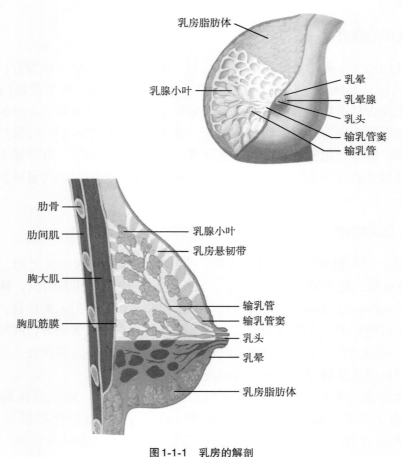

图1-1-1 乳房的解剖

引自：丁文龙，刘学政，2018. 系统解剖学［M］. 第9版. 北京：人民卫生出版社.

乳房由皮肤、脂肪组织、纤维组织和乳腺腺体构成。皮肤表面可见乳头、乳晕，皮下可见乳腺小叶、输乳管、Cooper韧带等结构。

三、乳腺的淋巴引流

乳腺的淋巴主要注入腋淋巴结，引流方向主要有5个：①乳腺外侧部和中央部的淋巴管注入胸肌淋巴结；②上部的淋巴管注入尖淋巴结和锁骨上淋巴结；③内侧部的淋巴管注入胸骨旁淋巴结；④内侧部的浅淋巴管与对侧乳房的淋巴管交通，深部的淋巴管注入胸肌间淋巴结；⑤内下部的淋巴管通过腹壁和膈下的淋巴管与肝的淋巴管交通（图1-1-2）。

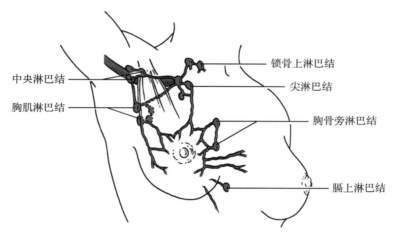

图1-1-2　乳腺的淋巴引流示意图，可见乳腺各方向引流淋巴管

引自：崔慧光，李瑞锡，2018.局部解剖学［M］.第9版.北京：人民卫生出版社.

乳腺癌侵及淋巴管时可引起乳腺淋巴回流受阻，导致皮肤淋巴水肿，可使乳腺局部皮肤呈"橘皮样"改变。

四、乳腺的分区

通常将乳腺划分为6个区域：以乳头的中心画一条水平线和一条垂直线将乳腺分为外上、外下、内下、内上4个区域，乳头、乳晕为中央区。乳腺的外上方有一角状突出部分指向腋窝部，为腋尾区（图1-1-3）。

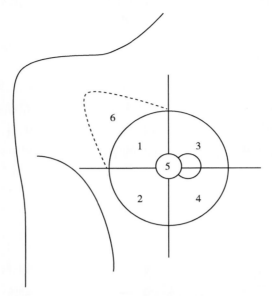

图 1-1-3　乳腺的分区

1.外上区（象限）；2.外下区（象限）；3.内上区（象限）；4.内下区（象限）；5.中央区；6.腋尾区

第二节　正常乳腺的超声、X线、MRI表现

一、正常乳腺的超声表现

　　成年人的乳腺由皮肤、浅筋膜浅层、脂肪层、腺体层、浅筋膜深层、乳腺后脂肪层和胸壁组织构成，其中，腺体和脂肪的比例因个体和年龄的差异而不同。随着性成熟期到老年期的变化，乳腺腺体逐渐萎缩纤维化，脂肪组织相对增多，超声图像也在变化。

　　1.皮肤　皮肤通常厚0.5～2.0 mm，呈带状强回声，边缘光滑，整齐。

　　2.浅筋膜层　分为浅层、深层。浅筋膜浅层较薄，通常无法显示，但是其形成的库珀韧带穿过脂肪层连于乳腺腺体，在脂肪层内显示为光条状稍强回声，其后方回声可衰减。浅筋膜深层通常显示欠佳。

　　3.皮下脂肪层　皮下脂肪层通常为低回声，内可见散在的条索状高回声分隔。

　　4.乳腺腺体层　乳腺腺体层回声与年龄，是否哺乳及个体差异密切相关，多呈强弱相间回声，在腺体层，较厚的乳腺组织内（如外上象限）常见较多无回声窄带，为非哺乳期正常闭合状态下的乳腺导管，与多发乳腺导管扩张或哺乳期乳腺导管相比，正常乳腺的导管纤细，形态规则，逐渐向乳头处汇聚，管径逐渐增宽，在乳头下区形成乳窦。

5.乳腺后脂肪层　乳腺后脂肪层位于腺体的后方，呈低回声。

6.胸 壁 组 织　主要由胸大肌组成，呈横行的梭形条带状均质低回声区（图1-2-1）。

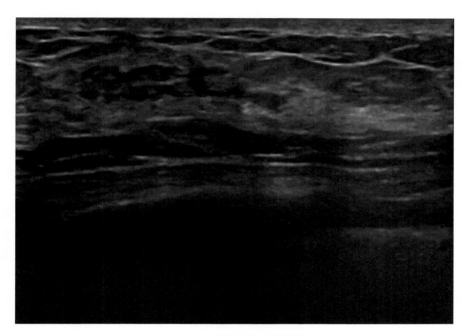

图1-2-1　正常乳腺的超声表现

二、正常乳腺的X线表现

乳腺X线摄影是应用广泛的乳腺影像学检查技术，一般采用X线钼靶摄影。同超声检查一样，乳腺X线摄影的图像也会因乳腺内脂肪与腺体的含量不同而具有不同的表现，乳腺的各种解剖结构在X线摄影图像上一般均可显示。

1.乳头　乳头位于圆锥形乳腺的顶端和乳晕的中央，两侧对称，密度较高，一般两侧等大。

2.乳晕　乳晕位于乳头周围，厚度较乳腺其他部位的皮肤厚，一般为1～5 mm。

3.皮肤　乳腺的皮肤呈线状中等密度影，厚度均匀，但乳腺下方靠近胸壁反折处的皮肤较厚。临床诊断过程中，如果判断皮肤增厚是由生理性还是病理性所致，应通过与对侧同位置的皮肤相比较。

4.浅筋膜层　乳腺被包裹在浅筋膜浅层和浅筋膜深层之间，X线摄影图像和超声图像上很难清楚地显示浅筋膜浅层。在X线摄影图像上，浅筋膜深层仅表现为皮下脂肪层和腺体组织之间的一层纤细的细线状影，当悬韧带牵拉时，线状影靠近皮下脂肪侧突出呈锯齿状。

5.乳房悬韧带　乳房悬韧带对乳房起支撑和固定作用，其基底部位于浅筋膜浅层，尖端指向乳头方向。

6.皮下脂肪层　皮下脂肪层是介于皮肤和浅筋膜之间，厚度为0.5～2.5 mm，脂肪层内纤细的密度较淡的线状影，常为乳房悬韧带或血管影，其中乳房悬韧带走行较直，可垂直于皮肤，也可斜向走行汇聚于乳头部；血管走行较纤曲，静脉较宽，容易显示，动脉较细，不易显示。皮下脂肪层的厚度因人而异，其中，年轻未育者较薄，而老年人、肥胖者较厚，绝经以后，乳腺腺体开始萎缩而腺体间的脂肪不萎缩，导致皮下脂肪层与腺体间的脂肪难以为区分。

7.乳腺组织　乳腺组织由乳腺小叶和周围纤维结缔组织组成，X线摄影图像上表现为中等密度影，呈片状、团块状，内部见数量不等的低密度脂肪影。

乳腺可分为3型。

（1）致密型：年轻女性乳腺中，脂肪组织较少而腺体和结缔组织丰富，X线摄影图像表现为较致密的稍高密度影（图1-2-2，图1-2-3）。

（2）腺体型：可分为少量腺体型、大量腺体型。随着年龄的增长，中年女性的腺体组织逐渐萎缩，腺体间的脂肪组织增加，相较于年轻女性来说，致密影变稀疏而脂肪密度影增加，X线摄影图像表现为散在的片状稍高密度影，密度介于致密型与脂肪型之间，因此又称为中间混合型（图1-2-4，图1-2-5）。

（3）脂肪型：绝经后的老年女性，由于激素水平下降，乳腺腺体基本萎缩消失，乳腺由脂肪组织、乳腺导管、残留的血管及结缔组织（三者称为小梁）构成，X线摄影图像表现为大片状低密度影，局部见散在致密影（图1-2-6，图1-2-7）。

8.乳腺导管　乳腺导管从乳头下方发出，向乳腺深部呈放射状走行，X线摄影图像可显示粗大的导管，为密度均匀的条状稍高密度影，一般可显示3～5条。X线摄影图像上，乳腺导管形成的线状影与纤维组织影难以鉴别，常统称为乳腺小梁。

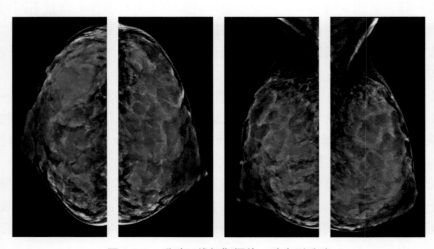

图1-2-2　乳腺X线钼靶摄片，致密型乳腺

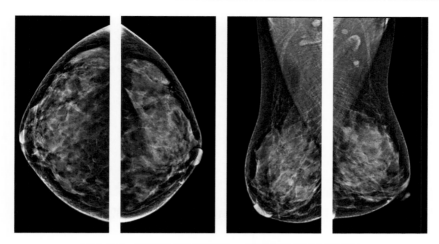

图 1-2-3 乳腺 X 线钼靶摄片，致密型乳腺（哺乳期）

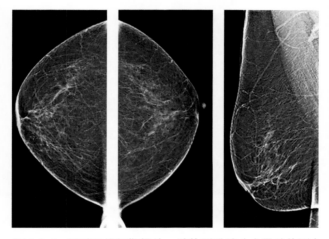

图 1-2-4 乳腺 X 线钼靶摄片，腺体型乳腺（少量腺体型）

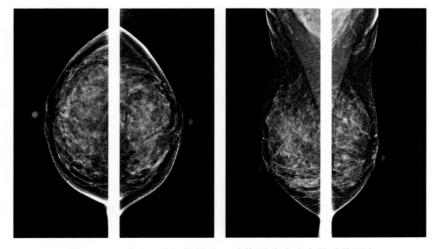

图 1-2-5 乳腺 X 线钼靶摄片，腺体型乳腺（大量腺体型）

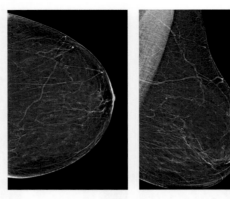

图 1-2-6　乳腺 X 线钼靶摄片，脂肪型乳腺

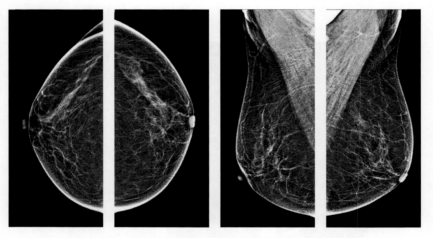

图 1-2-7　乳腺 X 线钼靶摄片，脂肪型乳腺（绝经期）

9.血管　乳腺的血管多位于皮下脂肪层，两侧乳腺的血管一般等粗，但不一定对称分布，多为静脉影，未婚女性静脉较细，生育及哺乳后静脉增粗。动脉一般情况下不显影，但当伴有动脉壁钙化时，动脉形态清晰可见（图 1-2-8）。相比致密型乳腺，脂肪型乳腺更容易显示血管。当乳腺伴有炎症或恶性肿瘤时，双侧乳腺血管不对称；充血性心力衰竭时，静脉可增粗纡曲。

10.淋巴结　乳腺内的淋巴结一般不显影，X 线摄影主要用于观察腋前淋巴结，由于 X 线的投照方向不同，淋巴结可显示不同的形态，主要有圆形、椭圆形、蚕豆状的半环形影，边缘光滑。双侧腋淋巴结并不一定对称分布，淋巴结凹陷的一侧称为"门"，表现为低密度影，此处有疏松结缔组织、血管、神经、淋巴管经此处进出淋巴结。正常淋巴结的大小不一，淋巴结脂肪化时可达数厘米（图 1-2-9）。

11.副乳　副乳由纤维腺体组成，多位于腋前区，在 X 线摄影图像上表现为絮状、片状低密度影，与乳腺之间有脂肪组织间隔（图 1-2-10）。

女性乳腺内的结构和成分随着年龄增长不断变化，以年龄为界限，可以将乳

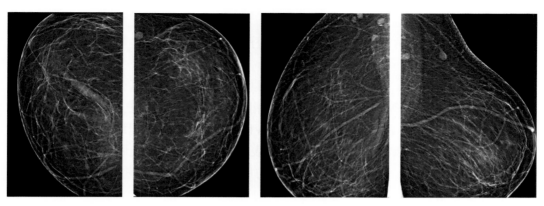

图1-2-8　乳腺X线钼靶摄片，其内可见正常乳腺血管，双侧大致对称

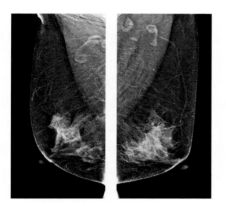

图1-2-9　乳腺X线钼靶摄片，双侧腋窝
内见多发淋巴结

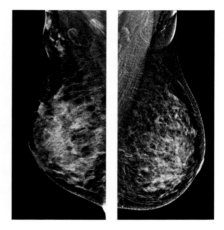

图1-2-10　乳腺X线钼靶摄片，副乳

腺分为婴幼儿期乳腺、青春期乳腺、成熟期乳腺和绝经期乳腺。刚出生时，不论男女，都会受到母体内雌激素的影响而在乳房下部出现1～2 cm的小结节，持续2～3周，随着婴儿体内激素水平的下降，结节自动消退。儿童期乳腺的腺体未发育，男、女乳腺基本相同。进入青春期以后，女性的乳腺受雌激素影响开始发育，其中脂肪成分极少，乳腺X线摄影图像上呈均匀一致的致密影。进入成熟期以后，乳腺X线的表现多种多样，根据纤维腺体的多少，分为致密影、斑点影、索条影、分叶影和脂肪影。进入绝经期以后，激素水平下降，腺体组织几乎完全被脂肪所代替，X线摄影图像表现为透亮的脂肪影，血管清晰可见。

三、正常乳腺的MRI表现

1.乳头和皮肤　在抑脂序列中，双侧乳头对称，皮肤显示清晰，皮肤厚度均匀。动态增强扫描后乳腺皮肤可呈程度不一的渐进性强化，皮肤厚度大致均匀。乳头呈轻至中等程度渐进性强化。

2. 脂肪组织　通常在 T_1WI 序列及 T_2WI 序列上均呈高信号，在抑脂序列上呈低信号，动态增强扫描不强化。

3. 腺体组织　在 T_1WI 序列上，纤维和腺体组织通常不能区分，纤维及腺体组织均表现为较低或中等信号（与肌肉组织相比），在 T_2WI 序列上表现为中等信号（高于肌肉组织，低于液体或脂肪），在 T_2WI 抑脂序列上腺体组织表现为中等或较高信号。由于乳腺类型不同，乳腺 MRI 的表现也会有差异，乳腺的 MRI 分型与乳腺的 X 线分型相类似，根据乳腺实质和脂肪所占比例的不同，将乳腺分为致密型、中间混合型和脂肪型（也称退化型）。

（1）致密型乳腺：致密型乳腺内腺体组织占据大部分，在 T_1WI 序列上表现为低或中等信号，在 T_2WI 序列上表现为中等或较高信号，周围有高信号的脂肪组织。

（2）中间混合型乳腺：中间混合型的表现介于脂肪型和致密型之间，在高信号的脂肪组织中伴有斑片状中等信号的腺体组织。

（3）脂肪型乳腺（退化型）：主要由高信号的脂肪组织构成，残留部分的乳腺小梁在 T_1WI 和 T_2WI 序列上均表现为较低或中等信号。

（4）随着月经周期的变化，乳腺 MRI 信号都会随月经周期的变化而变化，特别是在分泌期，乳腺间质微血管数量增加、间质的轻度炎症引起血管通透性增加、纤维腺体高代谢状态及部分正常增生的小叶或导管结构，在动态增强扫描动脉早期可以呈现出非肿块样强化，容易与肿瘤性病变的强化方式相混淆，因此，在临床中应注意与肿瘤性病变相鉴别（图 1-2-11）。

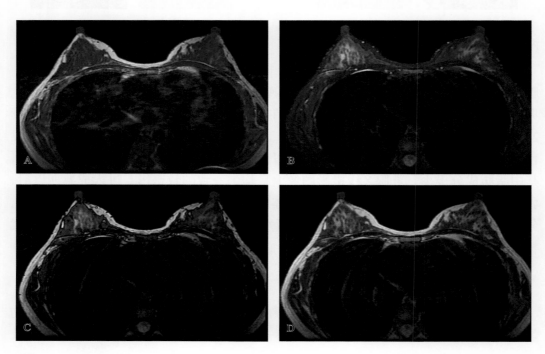

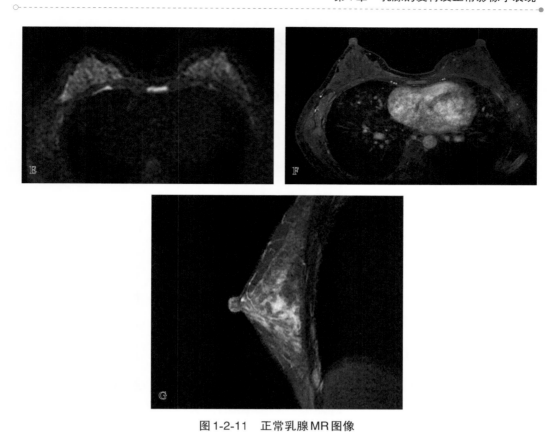

图 1-2-11　正常乳腺 MR 图像

A. Ax-T$_1$WI；B. Ax-T$_2$WI；C. out of phase Ax-T$_1$WI；D. in phase Ax-T$_1$WI；E. Ax-DWI.F.Ax-DCE；G. Sag-DCE

第2章

乳腺影像学检查概论

第一节　乳腺超声检查技术

一、检查前准备

超声是乳腺疾病的常规检查手段，检查前，一般无须特殊准备。检查时应脱掉上衣，充分暴露乳腺和腋窝。

二、仪器及探头选择

一般选用中、高档彩色多普勒超声诊断仪。常规采用≥7.5 MHz的线阵探头，如果要检查极小的病灶，可以选择10 ～ 14 MHz的探头，但是需要适当地加压以提高穿透力（图2-1-1）。

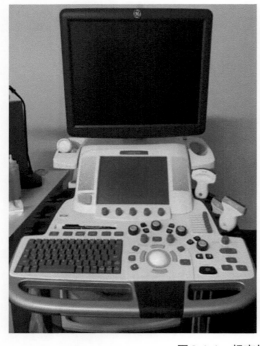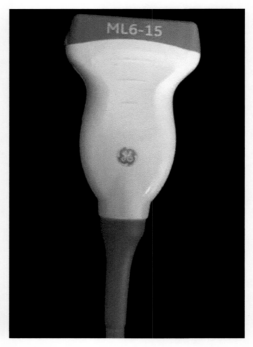

图2-1-1　超声扫描仪器及探头

（一）患者体位

常规选取仰卧位或半侧卧位，双侧手臂上举或外展，以充分暴露腋窝和展平乳腺外侧部分的组织。

（二）扫查方法

检查时在乳腺皮肤表面涂上耦合剂，然后将探头直接放在乳腺表面检查，通常采用放射状或反放射状的扫查方法，因为乳腺内部的结构是以乳头为中心呈放射状分布的，所以放射状扫查更易于显示乳腺腺叶、乳腺导管及其分支、乳腺小病变及其定位诊断。也可以联合横切、纵切等扫查方法。垂直于放射方向扫查，可以比较准确地显示该乳腺腺叶的短轴切面。

（三）乳腺的检查内容

乳腺导管、小叶的形态结构、乳腺腺体内是否有占位性病变，病变单发还是多发，每一个占位性病变的位置、大小、内部回声、边界、后方回声增强或衰减，彩色多普勒下病变内的血流信号等。

（四）注意事项

（1）乳头乳晕区在常规扫查后要补充扫查以免遗漏病变，对乳头溢液的患者，应注意乳头内和乳晕旁，仔细观察导管有无扩张，管壁是否光滑，管腔内有无异常回声，因为导致乳头溢液的疾病有多种，当导管不规则扩张，导管内有异常回声时，应当警惕有无恶性病变。双侧腋下也应在乳腺的常规扫查范围之内。

（2）正常乳腺的腺体组织在探头下的成像会受到年龄和生理因素的影响，但通常情况下表现为不均质低回声，乳腺内各种良、恶性病变绝大多数也是低回声，加之乳腺的体表范围相对较大，探头较小，乳腺的活动度大，在移动探头的过程中，某些细小的病变会由于乳腺活动度大的原因不易被发现，因此，为了不遗漏病变，扫查面积要足够大，各扫查断面之间要有交叉，扫查速度不能太快，测量病变大小时最好测量 3 个径线。

（3）检查肿块内血流时，加压会影响小血管的显示，用彩色多普勒血流观察病灶时，用最小的探头压力及合适的血流条件才能使病灶内的微小血管充分显示出来。

（4）在检查乳腺腺体的同时，应注意前、后脂肪层，库珀韧带等是否有病变，脂肪组织有时深入腺体内，会形成类似肿瘤的征象，鉴别要点是前者常与皮下脂肪层相延续且与其回声特点一致。

（5）胸壁的占位性病变扪诊时易误诊为乳腺肿瘤，因此在超声检查时应注意鉴别。

（五）乳腺超声检查的适应证

乳腺的超声检查适用于乳腺病变触诊不清、乳腺X线检查不能明确诊断者，也可以用来评价临床触诊阳性但X线检查阴性的肿块。乳腺超声检查通常用来确定乳腺内病变的大小、位置、性质等。如果提示恶性，超声可以用来观察病灶侵犯的范围及有无腋淋巴结转移。近年来，介入性超声的使用越来越广泛，包括超声引导的组织活检等。

第二节　乳腺 X 线摄影检查技术

随着乳腺发病率的逐年上升，人们对乳腺疾病的早期检查越来越重视，尽管超声、CT、MRI等技术发展很快，但是乳腺钼靶X线摄影因具有操作简单、准确性高、检查费用相对较低等优点，被公认为乳腺疾病影像学检查的首选方法。

近年来全数字化乳腺X线摄影设备已在临床中得以应用。全数字化乳腺X线机具有钼/铑双靶球管、自动拍片剂量调整技术、数字化平板技术等特点，其主要优势在于：①可根据乳房的大小、压迫的厚度及腺体的致密程度自动调节X线的剂量，解决了传统乳腺X线机对致密型乳腺X线穿透不足的缺点；②可进行图像后处理，根据具体情况调节对比度，对局部感兴趣区进行放大观察等；③减少因技术不当、图像不满意或需局部放大而导致的重复X线摄片，有助于减少X线辐射；④数据可传输入PACS网，用于远程会诊；⑤数据可储存，减少存放胶片的空间（图2-2-1）。

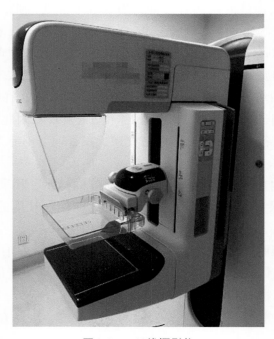

图2-2-1　X线摄影仪

一、检查前准备

（1）构成乳腺的腺体、纤维组织、脂肪、血管、皮肤等组织X线吸收系数相近，所以为了清楚显示病变部位，在X线检查前应进行专业的体位摆放。

（2）要保证机器和受检者接触部分的清洁。

（3）检查前应详细询问受检者病史，并根据临床医师的摄影申请单、受检者的主诉或手部触诊法对病变部位进行确认。

（4）对乳腺进行适当的压迫可以分离乳腺构造的重叠部分，提高组织内的对比度；固定乳腺防止运动模糊，有利于用最少的放射剂量获得高质量的影像。所以根据患者的情况设计合适的压迫力度是检查前必要的准备。

二、体位设计

在乳腺的X线摄影检查中，患者的体位包括标准摄影体位和追加摄影体位。

（一）标准摄影体位

标准摄影体位包括内外斜位方向摄影（MLO位）和作为其补充的头尾位方向摄影（CC位），这两种体位可以整体地显示出乳腺的结构，是每个患者都要做的最基本的体位。

1. 内外斜位方向摄影（MLO位）　患者面对摄影平台站立，X线束以45°自内上向外下穿过乳腺组织，全部乳腺组织显示清晰，胸乳头呈切线位。为避免乳腺下缘显示不完整，应将乳腺下缘的胸壁组织也包括进来。

2. 头尾位方向（CC位）　X线球管管臂位于垂直方向，中心X线置于头尾方向。摆位时应将乳腺内侧部分完全包括在胶片中，并尽可能地包括外侧部分，乳头位于中心，腺体后脂肪组织的中心部分应成像。

（二）追加摄影体位

追加摄影体位是指对标准摄影体位不容易显示出的部位，通过追加摄影体位来显示清楚的方法。有时，在标准摄影体位中仅有一个体位观察到异常，而另一个标准体位摄影中没有显示，则也需要追加摄影体位。另外，在标准摄影体位中发现有病变，而不能清晰地观察病变时，可以追加放大摄影、点压摄影及点压放大摄影等。追加摄影体位共包括15个，其中，点压摄影（S位）、放大摄影（M位）、外侧头尾位（XCC位）、内外侧位（ML位）等为经常使用的体位。

1. 点压摄影（S位）　点压摄影能够将重叠的结构推移开，使病变显示得更好。因而在标准体位摄影检查中，当乳腺组织重叠而不易判断是否是病变或者疑似有病变时，选择点压摄影可对此特定感兴趣区的组织结构或病变显示得更好。点压摄影可以与多种摄影体位结合，但此方法需要用点压压迫器。

2.放大摄影（M位） 将感兴趣区域放大，可以更清晰、详细地显示感兴趣区内组织或病变的特征，如肿块的结构、边缘、是否伴有钙化等，常与点压相结合。缺点是对比度稍差，辐射剂量大。

3.外侧头尾位（XCC位） 是将CC位摄影中的乳腺外侧作为重点的摄影方法。是对重视乳腺内侧结构的头尾位（CC）位的补充。

4.内外侧位（ML位） 是一种用来显示乳腺外侧病变的有效体位，摄影时要求平台与水平面成90°。病变若靠近胶片就能更清晰地被显示。

5.外内侧位（LM位） 用于内侧病变和体型较瘦的小乳房和男性乳腺的显示。摄影时，要求平台与水平面成90°，但是摄影平台与压迫板的位置与内外侧位摄影时正好相反。

6.外内斜位（LMO位） 主要用于乳内侧肿瘤的显示。体型较瘦的小乳房、男性、开胸术后不久装有起搏器的受检者亦适用。

7.上外下内斜位（SIO位） 对标准摄影体位时很难显示的乳腺内侧及内侧上部的肿块可以采用此方法。摄影时，平台的角度取决于乳头和肿瘤间连线的方位。

8.腋尾位（AT位） 用于显示乳腺外侧和腋窝的摄影体位。摄影时需调节平台的角度直到与腋尾平行。

9.腋窝摄影（Axilla） 用于显示腋窝内组织结构及淋巴结，受检侧身体倾斜20°～30°，上臂外展90°抬起，使部分上臂、肋骨及全部腋窝进入照射野。

10.植入体退避位摄影（ID） 须手动模式曝光。

11.尾头位（FB位） 适用于乳腺上部肿瘤的受检者。

12.转动位（RLRM位） 本体位能减少乳腺的重叠，改善病变的显示，可用于分离多个重叠的病变。另外，用标准摄影体位仅有一个位置看到异常时，也可用此法确定是否有病变存在。

13.切线位（TAN位） 病变会投影到乳腺组织以外的表浅脂肪组织上，改善病变显示最有效的方法为追加摄影。为了明确接近表皮皮肤组织中存在的钙化时可用此法。此方法需要贴上铅标记。

14.双侧乳腺间隙位（CV位） 显示乳腺内侧后方深部组织的体位，必须手动曝光。

15.夸大头尾位（XCCL位） 能显示包括大部分腋尾的乳房外侧部分的深部病变。患者起始体位如同常规CC位，在提升完乳房下部皱褶后，转动患者直至乳房的外侧位于暗盒托盘上。如果肩部稍微挡住了压迫器，可使球管向外侧旋转5°，以保证压迫器越过胸骨，不要向下牵拉肩部而使双肩位于同一水平上。

第三节　乳腺MRI检查技术

MRI检查因其成像特点和优势，已成为乳腺X线摄影及超声检查后的重要补充方法。随着脂肪抑制技术的应用、顺磁性对比剂Gd-DTPA的加入和快速梯度回波成像序列、三维快速成像技术的出现以及MRI磁场均匀性的显著提高等一系列技术上的进步，MRI在乳腺病的诊断和鉴别诊断方面的应用越来越广泛。

一、乳腺MRI的成像优势

（1）无损伤，无辐射。

（2）软组织分辨力高，对发现乳腺病变具有较高的敏感性，尤其是对致密型乳腺内的肿瘤、乳腺癌术后局部复发及乳房成形术后乳腺组织内有无癌、瘤等。

（3）MRI三维成像使病灶定位更准确、显示更直观。

（4）对乳腺高位、深位的病灶显示较好。

（5）对多中心、多灶性病变的检出率高，对胸壁侵犯的观察以及对腋窝、胸骨后、纵隔淋巴结转移的显示较为敏感，可为乳腺癌的准确分期和临床制订合理治疗方案提供可靠的依据。

（6）能可靠鉴别乳腺的囊、实性肿块。

（7）MRI动态增强可了解病变的血流灌注情况，有助于评价病变的良、恶性。

二、乳腺MRI的适应证

（1）适用于乳腺X线和超声对病变难以检出和诊断的患者。

（2）适用于腋下淋巴结肿大，评价是否有隐性恶性病变的患者。

（3）适用于乳腺癌术前分期。

（4）适用于乳腺癌术后和放化疗后的评价。

（5）适用于乳腺癌高危人群普查。

（6）适用于乳腺整形后的患者。

三、乳腺MRI的局限性

（1）对微小钙化显示不直观，特别是当钙化数目较少时。

（2）MRI检查比较费时，费用较高。

（3）良、恶性病变的MRI表现存在一定的重叠，因此对MRI表现不典型的病变仍需进行活检，以明确诊断。

四、乳腺MRI扫描对硬件的要求

乳腺MRI扫描需要高场强MRI扫描仪。高场强的MRI扫描仪可以保证强大的梯度场强和较快的梯度场切换率，中低场强（＜1.0 T）设备信噪比随场强成比例降低，图像准确度降低，且不能提供化学饱和法进行脂肪抑制。大多数的漏诊发生于低场强的情况，不建议使用。

五、乳腺专用的相控阵线圈

目前多数高场强的MRI扫描仪配有乳腺专用的线圈为多通道相控阵线圈，利用相控阵线圈可以明显提高信噪比，有助于改善薄层扫描和高分辨的图像质量，利用相控阵线圈和并行采集技术相结合，可以进一步提高MRI图像的采集速度（图2-3-1）。

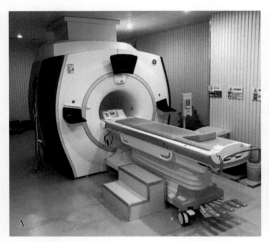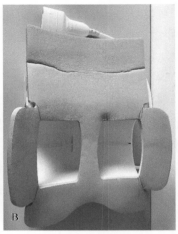

图2-3-1　乳腺MRI扫描设备及线圈

A.MR750W 3.0T超导型磁共振扫描仪；B. 8通道乳腺相控阵线圈

六、乳腺MRI检查前准备

（1）了解患者体内是否有金属异物。

（2）了解患者是否有特殊药品过敏史。

（3）了解患者是否妊娠。

（4）患者进入扫描室前，需除去所有金属物品（特殊材质心脏支架除外）。

（5）向患者说明整个检查过程大约的扫描时间，整个扫描过程中避免体位移动。

七、检查体位

乳腺MRI扫描一般选用俯卧位，使乳腺自然下垂于线圈的空洞内，既保持了乳腺的自然形态，又减少了呼吸运动的伪影。双上肢自然地放于身体两侧。

八、扫描方位选择

1.横轴位（axial）

（1）优点：可显示放射状向乳头聚集的导管和腺体尾部的腺体及对侧乳腺

情况。

（2）缺点：视野较大，分辨率较低，左侧乳腺易受心脏运动的影响，腺尾远离线圈中心与伪影重叠。

2. 矢状位（sagittal）

（1）优点：可良好地显示腺体、导管及乳头，视野大，分辨率高，改变相位编码方向能有效地减少心脏运动伪影。

（2）缺点：只能观察一侧乳腺。

3. 冠状位（coronal）　缺点是不能同时于同一层面显示腺体、导管及乳头，所以较少使用。

九、乳腺MRI扫描伪影

乳腺MRI扫描伪影主要是由受检者因素和扫描技术因素引起的，可产生运动伪影、呼吸伪影、化学伪影、卷褶伪影等。避免伪影的产生应注意以下两个因素。

1. 受检者因素　要让乳腺充分舒展的悬垂于线圈中央，并且在扫描过程中患者要尽量保持不动。

2. 扫描技术因素

（1）使用乳腺专用的相控阵线圈，因为相控阵线圈可以有效提高信噪比。

（2）选择合适的扫描野，扫描野的周边一般超过目标区域的周边1～2cm。

（3）采用均匀的磁场，使得脂肪抑制效果更好。

（4）选择合适的相位编码方向，合适的相位编码方向可以避免心脏搏动和胸壁运动带来的伪影。

十、乳腺MRI检查技术

乳腺MRI诊断在很大程度上依赖于检查方法是否恰当，所采用的MRI扫描序列和参数是否合理。最常用的MRI成像序列包括：自旋回波序列（SE）、快速自旋回波序列（FSE）、梯度回波序列（GRE）、脂肪抑制脉冲序列（FS）及扩散加权成像序列（DWI）、MRI动态增强扫描序列（dynamic contrast-enhanced，DCE）等。

（1）对于一种理想的乳腺扫描技术而言，其临床应用价值主要受两方面因素影响：一方面要求具有极高的空间分辨力，检出早期的小乳腺病变；另一方面要求具有极高的时间分辨力，以取得动态增强后乳腺病变的时间-信号强度曲线。近期出现的三维快速成像技术很好地平衡了以上两方面的因素，因其能够同时激励扫描各层面，而且实现了较高的信噪比，成为乳腺MRI检查的重要方法。脂肪抑脂序列也是一种较为重要的序列，通过和正常乳腺图像的比较，有助于发现乳腺内异常信号和增强时的异常强化。

（2）乳腺MRI平扫能够对乳腺囊性、实性病变做出准确的鉴别诊断，但在乳腺病变的定性诊断方面与X线检查对比并无明显优势，因此常规需行MRI动态增强扫描（DCE）序列。

DCE扫描常用的对比剂为GD-DTPA，常用剂量为0.1～0.2 mmol/kg，采用静脉内团注方式，一般在增强后进行快速梯度回波T_1WI的不同时相动态扫描，并采用脂肪抑制技术，动态扫描一般1～2次/分，延迟7～10分钟，最后对增强前后图像逐一进行数字减影处理。DCE序列在乳腺良、恶性肿瘤的鉴别上有着至关重要的作用。在正常血管内，Gd-DTPA扩散到血管外的速度非常缓慢，而肿瘤组织生长迅速，所以肿瘤血管通透性较高，Gd-DTPA可快速弥散到肿瘤血管外间隙，所以DCE可以反映肿瘤的灌注情况及毛细血管通透性的改变。DCE序列图像中，正常的乳腺组织可以不强化，也可以呈弥漫型或小点状强化，在月经期或月经前期，乳腺实质可呈中或重度强化。

如果乳腺内有异常病变，动态增强扫描后还可画出病变的时间-信号强度曲线（time intensity curve，TIC）。TIC是反映病变强化前后血流变化的曲线，病灶出现强化的时间是早还是迟，只有从动态增强图像研究中才能获得这样的信息。恶性病变由于其瘤内微血管密度大，微血管基底膜极不完整，病灶局部灌注量明显增大，通常早期出现强化。相反，良性肿瘤病灶内微血管密度减少，早期呈轻度或无明显强化。因此，TIC对病变良、恶性的鉴别具有很大的帮助。

（3）弥散加权成像（diffusion weighted imaging，DWI）序列扫描：是无创反映微观水分子运动状态的影像学方法，通常通过表面扩散系数值（apparent diffusion coefficient，ADC）来观察组织内水分子运动的微细变化，进而反映出病变内细微结构的变化，能在一定程度上反映乳腺病变的良、恶性。在DWI时，一般采用单次激发自旋平面回波序列，弥散敏感因子（b）值选择 800 s/mm^{2}或1000 s/mm^2。但乳腺类型不同，DWI信号及ADC值也不相同。

目前，DWI已经广泛应用于乳腺MRI的检查过程中，但由于其空间分辨率及信噪比较低，不宜单独用于乳腺疾病MRI诊断。

（4）乳腺MRI波谱成像（magnetic resonance spectroscopy，MRS）：是检测活体内代谢和生化信息的一种无创性影像学检查方法，乳腺MRS是通过检测乳腺不同病变组织内代谢物质（如乳酸、胆碱等）的含量差异，进一步描述乳腺病变的特征。乳腺波谱成像多采用H质子波谱（^{1}H-MRS），主要集中研究Cho峰。

Cho是细胞膜磷脂代谢的成分，^{1}H-MRS中Cho峰主要来源磷脂胆碱和甘油磷酸胆碱，这两种成分占80%，二者均为膜的前体和（或）降解产物。Cho主要参与细胞膜运输及扩散，乳腺^{1}H-MRS中，Cho及其代谢产物的含量决定于乳腺上皮细胞代谢水平，其乳腺上皮细胞从良性到恶性进展过程中，伴随着细胞膜磷脂胆碱的代谢变化，^{1}H-MRS所检测到的Cho的含量也有一定的改变。在乳腺肿块良、恶性鉴别诊断中，^{1}H-MRS在提高乳腺诊断的敏感性、特异性、准确性等方面有着重要价值。

第3章

乳腺影像报告和数据系统

乳腺的影像报告与数据系统（breast imaging and data system，BI-RADS）是美国放射学会（America College of Radiology，ACR）制定的，在乳腺影像和临床上都有广泛的使用。

BI-RADS包括术语词典、报告系统、随访和结果监测、应用指南和数据搜集几部分，最初主要是作用于乳腺癌筛查的标准和质控系统（质控是通过一些规则和标准来使检查结果更加准确），后来逐渐广泛地用于乳腺影像学检查的评估。BI-RADS为乳腺的X线、超声和MRI这三种主要的乳腺检查手段规定了诊断的标准化框架，具体内容表现在各自的规范化术语和标准化的报告模式中，术语词典里的描述词汇均有精确的定义以避免含义混淆，各种检查方法的术语既有相同点，又有其独特之处，不同的术语表示的乳腺良、恶性疾病程度不同。评估分类系统将检测到的乳腺病变按照良、恶性程度进行分类，并有不同的临床处理建议。

第一节　乳腺的超声报告和数据系统

乳腺超声的影像术语

一、背景回声

1.均匀的脂肪背景回声　乳房由脂肪小叶和均匀高回声的带状支持结构构成，无明显低回声区。

2.均匀的纤维腺体背景回声　乳房由均匀的纤维腺体回声构成。

3.不均质背景回声　乳房内见多发小片状回声增强或减低区。

二、病灶描述

1.形态

（1）圆形：呈圆形或球样。

（2）卵圆形：呈椭圆形或蛋样。

（3）不规则形：肿块的形状不规则或不能用上述两种形状描述。

2.方向

（1）平行：在乳腺的超声图像上，乳腺的前后径较短而水平径较长，乳腺的长轴与皮肤平行。

（2）非平行：在乳腺的超声图像上，乳腺的前后径较长而水平径较短，乳腺的长轴与皮肤垂直。

3.边缘

（1）清晰：边缘锐利，与周围组织界线明显。

（2）不清晰：边缘模糊，毛刺状或成角状。

4.界线

（1）清楚：病灶与周围组织间的分界清楚锐利。

（2）声晕：病灶与周围组织间的分界并不锐利，伴有强回声的过度带。

5.回声类型

（1）无回声：肿块内部呈无回声。

（2）高回声：肿块与纤维腺体组织的回声相近，高于脂肪组织回声。

（3）混合回声：病变内回声不均，可有无回声和有回声同时存在。

（4）低回声：病变相对脂肪组织呈低回声。

（5）等回声：病变与脂肪组织回声相同。

注：病变回声的"等、高、低"都是相对于脂肪回声作比较。

6.后方回声特征

（1）后方回声不变：肿块后方区域无声影或无回声增强。

（2）后方回声增强：肿块后方区域回声增强。

（3）声影：肿块后方区域回声衰减或无回声。

（4）混合型回声：以上三种类型的后方回声混合存在。

注：后方回声与肿块的性质有关，肿块有钙化时后方一般伴声影。肿块内有液化时后方回声一般增强。

7.周围组织形态改变时的描述

（1）水肿：周围组织回声增强或呈网状。

（2）导管：异常扩张或树枝状。

（3）库珀韧带：库珀韧带伸直或增宽。

（4）皮肤增厚：局部或弥漫性皮肤增厚。

（5）结构扭曲：正常剖面结构破坏。

8.钙化

（1）粗钙化：直径＞0.5 mm的钙化，后方可伴声影。

（2）微钙化：直径＜0.5 mm的钙化，因体积小而后方不伴声影。

（3）肿块外微钙化：腺体组织内出现的点状强回声。

（4）肿块内微钙化：肿块内的点状强回声。

9.特殊征象

（1）簇生微囊肿：2～3 mm的无回声团聚集成簇，无实性成分。

（2）复合囊肿：内部呈均匀低回声，可有分层或可伴随体位移动的斑点状强回声。

（3）异物：缝线、硅胶或金属等。

（4）乳腺或腋窝内的淋巴结：正常为低回声皮质伴回声增强的淋巴结脂肪门，皮质弥漫或局限性增厚或回声增强、淋巴结增大或前后径增长为异常。

第二节　乳腺X线的报告和数据系统

乳腺X线影像术语

一、肿块

肿块是指在两个投照方向上都可以看到的占位性病变，描述肿块时应当使用标准描述词汇。

1. 形态

（1）圆形：呈圆形或球形。

（2）卵圆形：呈椭圆形或蛋样。

（3）分叶形：肿块的边缘呈分叶状。

（4）不规则型：肿块的形状不规整。

2. 边缘

（1）清楚：至少3/4的边缘显示清晰。

（2）小分叶：边缘反射出树枝样影。

（3）遮蔽状：边缘被重叠或邻近的正常组织遮盖。

（4）模糊：非乳腺组织重叠所致的边界模糊。

（5）毛刺状：肿块周边发出放射状小阴影。

3. 密度

（1）高密度：肿块比正常腺体组织密度高。

（2）等密度：肿块与正常腺体组织密度接近。

（3）低密度但不含脂肪：肿块比正常腺体组织密度低，但不是脂肪密度。

（4）低密度含脂肪密度：肿块内部为脂肪密度。

二、钙化

可分为良性钙化、可疑钙化和恶性钙化。

1. 良性钙化

（1）皮肤钙化：位于皮肤表面，可通过切线位投照来证实，一般可见中心透亮区。

（2）血管钙化：血管双侧壁钙化时呈平行轨道样钙化，单侧壁钙化时呈线样钙化（图3-2-1）。

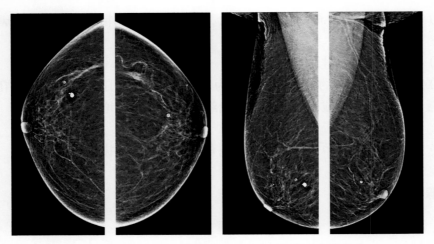

图3-2-1　乳腺X线钼靶摄片，乳腺内可见粗大血管钙化

（3）粗大钙化或"爆米花样"钙化：纤维腺瘤退变后形成粗大如爆米花样的钙化。

（4）大杆状钙化：一般为沿乳腺导管走行的钙化，边缘光滑。

（5）圆点状钙化：大小不同、散在分布的圆形钙化，直径＜0.5 mm时称为针尖样钙化。

（6）中心透亮钙化：圆形或卵圆形的中心透亮钙化，边界规则，见于脂肪坏死或导管分泌物碎屑钙化。

（7）蛋壳样或边缘钙化：球形表面的钙质沉积，壁厚常＜1mm，可见于脂肪坏死或囊肿钙化。

（8）缝线钙化：为缝线结上的钙质沉积，呈线状或管状。

（9）营养不良性钙化：形态粗大不规则，可见于放疗或创伤后。

2.可疑钙化

（1）无定形或模糊钙化：钙化小且模糊，无固定形态，需结合分布来判断其性质：弥漫且散在分布的钙化可考虑为良性，呈簇状、段状、区域状分布时需要做活检。

（2）粗糙不均质钙化：形状不规则，直径一般＞0.5 mm，可见于恶行病变或纤维瘤等良性病变。

3.恶性钙化

（1）细小多形性钙化：大小形态多样，＜0.5 mm，和无定形钙化相比，此类钙化虽小但已有形状。

（2）细线或细线分枝状钙化：＜0.5 mm的线状排列的不规则形钙化，提示导管腔内有癌肿浸润填充。

三、钙化灶分布的描述语

1. 弥漫散在　随机地分布于整个乳腺内。
2. 区域性　累及单一象限或多个象限，不沿导管的走行分布。
3. 簇状　至少5个钙化灶，聚集成簇。
4. 线样　钙化灶排列呈线样，提示位于导管内。
5. 段样　钙化尖端指向乳头的三角形分布，提示位于一个或多个导管及其分支。

四、结构扭曲

局部正常结构的变形扭曲，但无明确肿块影显示，包括以下两种情况：①呈放射状发出的稍高密度线条影或毛刺影；②乳腺实质边缘的收缩与变形。

五、特殊征象

1. 单发导管扩张　单侧出现管状或分支状结构。
2. 乳内淋巴结　形似肾形的肿块，在淋巴结门处因脂肪存在而有透亮切迹。
3. 球形不对称　与对侧相应区域相比较大范围的不对称性乳腺组织增多，不合并肿块、结构扭曲或可疑钙化，常与激素变化有关。

六、相关征象

1. 皮肤回缩　皮肤局部受牵拉、回缩。
2. 乳头回缩　乳头受牵拉、回缩。
3. 皮肤增厚　皮肤局限性或弥漫性增厚。
4. 小梁结构增宽　乳腺的纤维分隔增厚。
5. 皮肤病变　当两个体位都重叠在腺体内，易被误认为乳腺内病变。
6. 腋淋巴结肿大　腋淋巴结增大（＞2 cm），且淋巴结内部无脂肪密度。

第三节　乳腺MRI的报告和数据系统

一、形态学描述术语

乳腺MRI平扫T_1WI有利于观察乳腺脂肪和腺体的解剖分布情况，而T_2WI能较好地识别液体成分，如囊肿、扩张的导管，但乳腺常规T_1WI、T_2WI平扫在病变检出及定性诊断方面与X线检查相比并无显著优势，故应行MRI增强检查。在增强检查时，对乳腺的异常强化类型的判定是进行MRI图像分析的首要任务。BI-RADS将异常强化按照形态分为3个基本的类型，分别是点/灶状、肿块、非肿块样强化。

（一）点/灶状

＜5 mm 的点状强化灶，因小而难以描述其形态特征，也有多发很小且离散的点状强化，区别于斑点状强化。

（二）肿块

具有三维空间占位效应的病变，应从以下3个方面进行描述。

1.形状　包括圆形、卵圆形、分叶形和不规则形。

2.边缘　包括光滑、不规则、毛刺状。边缘的评估应在增强扫描后的第一期进行，一般情况下，边缘毛刺和不规则是可疑恶性，边缘光滑倾向于良性，但也存在特例的情况。

3.内部强化特征　包括均匀强化、不均匀强化、边缘强化、中心强化、内部强化分隔等。

（三）非肿块样强化

不具备三维空间占位效应的强化病变。

1.线样　呈条线样强化，不一定遵循导管走行方向。

2.导管样　呈导管样，一端指向乳头，可以有分支。

3.段样　三角形或硬币样强化，顶点指向乳头，符合单一的导管系统分布。

4.区域性　地图样强化，不符合导管系统分布。

5.多发区域性　两个或两个以上的地图样分布，不符合导管系统分布。

6.局灶区域性强化　一个小区域的强化，内部强化呈离散状。

7.弥散性　全乳强化。

8.内部强化的特征　包括均匀强化、非均匀强化、集簇状强化、斑点状强化（多发）、网格状强化（由于乳腺小梁增厚、扭曲，常见于炎性乳腺癌）以及对称性或非对称性强化，是否对称，对非肿块性强化的分析至关重要，只要是双侧对称的非肿块性强化，不论以何种形式分布均是良性。

（四）相关发现

（1）乳头、皮肤回缩内陷。

（2）增强扫描前导管内出现高信号。

（3）皮肤受侵：皮肤的异常强化伴增厚。

（4）水肿：乳房小梁增厚。

（5）淋巴结肿大：增大，变圆及失去脂肪门结构。

（6）胸肌受侵：异常强化病变延伸至胸肌。

（7）胸壁受侵：异常强化延伸至肋骨或肋间隙。

（8）血肿、信号缺失、囊肿等。

二、动态增强曲线的描述

通常，MRI对乳腺病变的分析应包括形态学表现、信号强度和内部结构，尤其是动态增强后强化的分布方式和血流动力学表现，如增强扫描后早期强化率和时间-信号强度曲线类型等。时间-信号强度曲线包括早期和延迟期。

早期指增强扫描2分钟之内，此时将信号强度的变化速度分为缓慢强化，中等强化和快速强化、BI-RADS未对三者明确分界。

延迟期指增强扫描2分钟以后，强化类型包括以下几种（图3-3-1）。

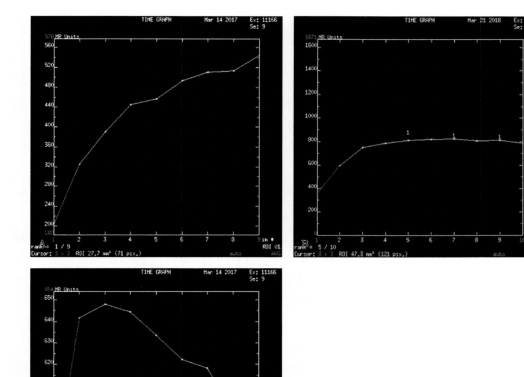

图3-3-1　时间-信号强度曲线类型

A.流入型；B.平台型；C.流出型

1.流入型　增强后信号随时间持续性增强。

2.平台型　信号强度在强化早期升高后保持不变。

3.流出型　信号强度在达到顶峰时开始逐渐下降。

三、ACR BI-RADS的评估分类系统

ACR BI-RADS对影像发现的乳腺病变的恶性可能性分为6个等级，每一个等级分别对应相应的临床处理意见。循证医学表明，BI-RADS评估分类系统是预测病变良、恶性的有效手段，更大程度上增加了恶性病变的检出及送活检的概率，也避免了良性病变送活检的概率，增加准确率的同时，减轻了患者的经济负担。无论是乳腺超声、乳腺X线还是乳腺MRI，评估分类的定义和相应的处理意见都是一致的。

四、BI-RADS评估分类系统

1. BI-RADS 0类　影像评估不完全。BI-RADS 0类不是指充分检查后乳腺内未见肿块结节等，而是检查时获取的图像不清晰，或者体位不正，抑或是在X线摄影时未补充点压摄影、放大摄影等，无法做出完整的评估而称为0类。

2. BI-RADS 1类　阴性，充分影像学检查未见肿块、结节及可疑钙化的情况，建议常规每年体检。

3. BI-RADS 2类　典型良性影像学发现，包括单纯性囊肿、错构瘤、增大的淋巴结及手术瘢痕等。

4. BI-RADS 3类　可能有良性发现，几乎可以确定为良性的发现（恶性可能性＜2%），但需要短期内随访复查（6个月内）从而判断该疾病的稳定性。研究证明：乳腺超声中发现的初诊阴性的复合囊肿，卵圆形边界清晰的低回声实性肿块可归入此类。乳腺X线摄影中边界清楚的实性肿块，局灶不对称影和成簇的针尖状钙化可归为此类。

5. BI-RADS 4类　可疑异常病变，没有典型的乳腺癌的影像特征，但有低度或中度恶性可能的病变，一般建议活检，由于本病的恶性程度范围较宽（2%～94%），所以可将本类别继续分成3个亚型。

（1）4A类：恶性可能性较小，但需要活检来确诊的病变，活检结果多为良性。

（2）4B类：恶性程度介于4A和4C之间，活检后的结果需要和影像学结果严格对照。

（3）4C类：具有中等恶性可能性，但还不具有典型恶性表现的病变，活检结果多为恶性。

6. BI-RADS 5类　高度可疑的恶性病变，具有典型的乳腺癌影像学表现，恶性可能性＞95%，多需进行经皮活检以获得组织学诊断和免疫组化信息，指导后续治疗。

7.BI-RADS 6类　活检已证实的恶性病变，针对已经证实为乳腺癌，在进行外科手术或者化疗之前的病变，以及新辅助化疗后疗效的评估。需要注意的是，外科切除后证实为乳腺癌后进行检查不适用于此类。

五、乳腺影像报告的书写

（一）报告的构成与内容

乳腺超声、乳腺X线摄影及乳腺MRI在ACR BI-RADS规定的影像报告书写准则中，三者的准则基本类似，在此归纳如下。

（1）临床病史的简要描述及本次检查的原因。

（2）本次检查方法的叙述，如超声检查的扫查范围、乳腺X线检查的体位，以及MRI检查的检查方法和技术参数。

（3）与既往检查相比较，如先前做过相同检查时，应对比两次检查类型及检查日期。

（4）对乳腺实质类型进行描述：按照腺体密度分为4型。

①ACR 1型：乳腺内几乎全部为脂肪组织（腺体＜25%）。

②ACR 2型：乳腺内散在纤维腺体密度（腺体占25%～50%）。

③ACR 3型：乳腺组织不均匀致密，可能使小肿块被遮盖而不被发现（腺体占51%～75%）。

④ACR 4型：乳腺组织高度致密，可能使X线检查的敏感性降低（腺体超过75%）。

（5）应用标准术语对影像发现进行特征描述

①乳腺超声：应用标准描述词汇精炼描述确立诊断或恶性可疑度的相关病灶特征及其空间定位。

②乳腺X线：对出现的肿块、钙化、结构扭曲、特殊征象进行特征描述及其空间定位。

③乳腺MRI：特征、三维位置空间定位、病灶大小、相关发现、与既往影像比较是否稳定或大小发生变化，报告病变的时间-信号强化曲线特征，包括早期强化特点和延迟曲线类型等。

（6）应用BI-RADS总体分类进行最终评估和适当的处理建议：美国规定所有的乳腺X线摄影报告中必须有BI-RADS分级，而乳腺超声和乳腺MRI并非必须有BI-RADS分级。当一份报告内有多个病变的评估分类时，以最可疑或最需要尽快处理的病变作为该检查的最终分类结果。

（二）病变位置的描述

在乳腺超声、乳腺X线及乳腺MRI对病变位置的描述中，均采用象限法和钟面法，这与临床医师的描述方法一致，且可重复性好，下面我们介绍象限法和钟面法。

1. 象限法　从乳头发出的放射状连线见乳房分为外上、内上、外下、内下 4 个象限，常用到的分区还有中央区，腋尾区。

2. 钟面法　乳房被认为扣在患者胸壁的钟面。

3. 深度　在乳腺 X 线摄影时可将乳腺分为前、中、后三等份，分别称为前带、中带、后带。乳腺 MRI 可根据病变到乳头的距离来定位深度。

（三）报告的措辞

诊断报告的用词应当简洁，描述病变时应当使用术语词典里的词汇，对所有的异常都应当进行三维定位的描述，准确定位病变，总体的评估分类应当建立在充分的影像学信息的基础上，若评估不完全，应当给出进一步检查的具体建议。对于发现的病变，报告中应当给出可以判断该病变恶性程度的术语，还要给出 ACR BI-RADS 分类的级别。

第4章

乳腺良性疾病

第一节　乳腺增生性病变

【临床与病理】

　　乳腺增生症是女性常见疾病之一，大多情况下是乳腺组织对激素的生理性反应，而非炎症性或肿瘤性病变，与内分泌功能失调、雌激素水平紊乱相关，随月经周期变化。本病好发年龄40～50岁，常发生于双侧乳腺。目前对于乳腺增生的病理学诊断标准及分类尚未取得一致意见，大致分为导管增生、腺泡增生、间质增生3种类型。表现为囊性增生者5%～25%可合并乳头溢液，较易发生癌变，癌变率约9%。此外，乳腺上皮样增生、导管内乳头状瘤病、盲管腺病可向乳腺不典型增生发展，亦潜在发展为乳腺癌风险。

【影像学表现】

（一）超声表现

　　乳腺增生表现为腺体组织增厚，内部回声为粗糙，不均匀的低回声区，边界不清，缺乏立体感。囊性增生则表现为多发散在的无回声区（图4-1-1）。

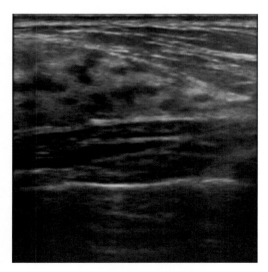

图 4-1-1　乳腺超声，示乳腺腺体内部回声粗糙不均匀

（二）X线表现

增生的乳腺呈片状、肿块样、结节样，可见索条影沿着乳腺导管方向走行，密度较高、较均匀，边缘模糊不清，形态不规则。乳腺组织内出现钙化提示组织退化，钙盐沉积，可表现为圆形、杆状、弧形，数量少者较粗大，数量多者可呈簇状。分布散在广泛者易与恶性钙化相鉴别，呈簇状分布者易被误诊为恶性病变。囊性增生多为双侧发病，表现为类圆形囊状低密度影，可多发相连，呈蜂窝状。小乳管高度扩张时可形成囊肿，若囊肿较密集，可相互推挤，呈新月状，边缘出现弧形压迹（图4-1-2）。

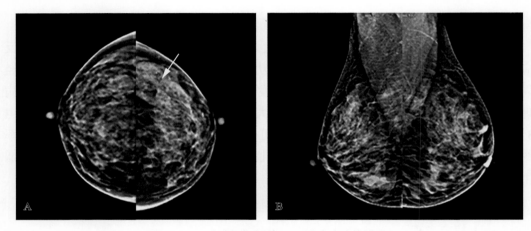

图4-1-2 乳腺钼靶摄片，双侧乳腺腺体增生

A为轴位；B为斜矢状位。双侧乳腺呈多量腺体型，腺体较致密，其内见多发斑片状密度增高影，边界不清，其内见小斑点状微小钙化影（箭头）

（三）CT表现

乳腺组织增厚，见斑片状、块状软组织密度影，密度高于周围腺体。形成囊肿时可见类圆形、类椭圆形均匀水样密度影，增强扫描无强化。

（四）MRI检查

增生乳腺的形态及边缘在MRI上表现与X线表现相似。在T_1WI呈等或低信号，与正常乳腺腺体信号相似；T_2WI信号等或高于正常乳腺组织，增生病灶含水量越多T_2WI信号越高。囊性增生者，导管或腺泡扩张明显时可见大小不等囊肿，T_1WI呈低信号，T_2WI呈高信号，少数囊肿因蛋白含量高T_1WI呈高信号。增强扫描一般无明显强化当囊肿破裂或合并感染时可见囊肿壁强化。动态增强扫描增生腺体表现为多发斑片状、斑点样轻中度、渐进性强化，增生程度越重强化越显著。时间-信号强度曲线多表现为Ⅰ型（图4-1-3）。

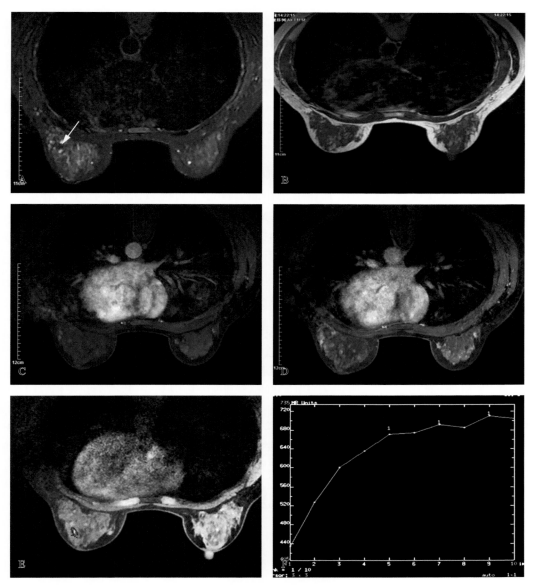

图4-1-3 双侧乳腺腺体增生

双乳呈多量腺体型，腺体较致密。A.双乳内见斑片状增生腺体影，T$_1$WI呈等信号；B.T$_2$WI呈混杂稍高信号，边界不清；C、D.增强扫描轻中度强化；E、F.时间-动态增强曲线呈Ⅰa型。双乳腺内另见散在小囊状T$_1$WI低信号、T$_2$WI高信号影（箭头），边界清晰，增强扫描未见强化，考虑囊性增生改变，部位为扩张小乳管

【诊断与鉴别诊断】

乳腺腺体增生随月经周期变化，常发生于双侧乳腺，影像学诊断需要结合临床资料，最好于月经周期后1～2周进行影像检查，或月经前后影像对比。乳腺增生症的诊断要点是：

（1）X线及CT上表现为乳腺内弥漫性、斑片状、结节状致密影。

（2）钙化数量较少，较粗大或混合有少许微小钙化，较分散。

（3）MR增强扫描多呈缓慢渐进性强化，时间-动态增强曲线多表现为I型。乳腺增生症需要与乳腺癌及乳腺纤维瘤相鉴别。乳腺癌多可见肿块，边缘可见毛刺征，钙化多表现为沙砾状，且密度较高，多呈簇状，可伴有皮肤增厚、乳头凹陷等；MRI时间-动态增强曲线多表现为流出型曲线。乳腺纤维瘤囊性增生者囊肿边缘弧形钙化有助于与乳腺纤维瘤相鉴别，乳腺纤维瘤钙化多表现为颗粒状或融合型。

【比较影像学】

乳腺X线检查是乳腺增生症的首选筛查方式，但致密性乳腺者乳腺X线筛查敏感性较低。CT检查可显示出乳腺结构扭曲、局部不对称致密影、钙化、肿块等，于致密性乳腺者病变检出敏感性亦减低。MRI检查对于乳腺疾病检出率及定性诊断均具有重要意义，致密性乳腺或X线上与乳腺纤维瘤或乳腺癌鉴别困难者可进一步采用MRI检查。

参 考 文 献

白人驹，张雪林，2012. 医学影像诊断学［M］. 第3版. 北京：人民卫生出版社.

鲍润贤，2002. 中华影像医学·乳腺卷［M］. 北京：人民卫生出版社.

胡益祺，李嫣，冯梦丹，等，2017. RSNA 2016乳腺影像学［J］. 放射学实践，32（2）：102-108.

朱明霞，欧阳羽，刘佐贤，等，2005. 乳腺增生症的X线诊断研究［J］. 中国医学影像技术，21（5）：732-734.

Balasubramanian P，Murugesan VK，Boopathy V，2016. The Role of MR Mammography in Differentiating Benign from Malignant in Suspicious Breast Masses［J］. Journal of Clinical & Diagnostic Research Jcdr，10（9）：TC05-TC08.

第二节　乳腺炎性病变

一、哺乳期乳腺炎

【临床与病理】

哺乳期乳腺炎是一种哺乳期女性常见的乳腺炎性疾病。流行病学研究发现，约25%的产后女性患过一次哺乳期乳腺炎，以初产妇多见，而4.0%～8.5%产后女性可反复出现哺乳期乳腺炎。

哺乳期乳腺炎的致病菌主要为金黄色葡萄球菌，少数为链球菌。根据发病急缓和持续时间分为急性乳腺炎（acute mastitis，AM）和慢性乳腺炎（chronic mastitis，CM）。临床上，急性乳腺炎表现为乳房局部肿胀、疼痛，形成硬结或皮肤红斑，甚至出现全身炎症反应，如寒战、头痛、类似流感样全身酸痛及全身不适感等，血常规示白细胞总数或中性粒细胞数可升高。慢性乳腺炎可由急性炎症治疗不及时或治疗不当而发生坏死、液化后所形成，也可由低毒力细菌感染所致，临床上可于腺体内触及肿块或仅表现为乳头溢液（溢血），多为单侧乳腺受累。

一般3%～11%的AM会在数天后发展成为乳腺脓肿。浅表脓肿可向外破溃或破乳管自乳头流出；深部脓肿除可缓慢向外破溃外，也可以向深部穿至乳房与胸肌间的疏松组织中，形成乳房后脓肿；严重者可并发脓毒血症。

【影像学表现】

（一）超声表现

急性乳腺炎期可见患侧乳腺腺体增多、增厚；脓肿形成时，腺体内可见单个或多个类圆形的液性暗区，脓液黏稠或纤维组织增生时表现为不均质低回声，其内可见粗大强回声，边缘增厚且欠光滑，当较大脓腔形成时，内可呈无回声（图4-2-1）。CDFI可探及脓肿形成后脓肿壁边缘低阻血流信号。腋窝可探及肿大淋巴结，质软、光滑、活动度较好。

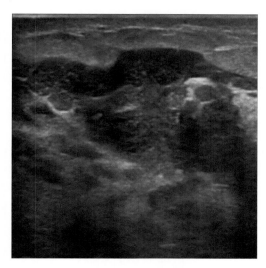

图4-2-1　哺乳期乳腺炎，乳腺超声示腺体层内可见片状无回声区，伴有脓液

（二）X线表现

1. AM　钼靶检查须挤压乳腺，可能给患者造成痛苦并造成感染的扩散，一般不做此项检查。

2. CM　钼靶影像可有多种不同类型表现。①乳腺内肿块：边界清晰，密度相对较高。②局部非对称性致密影：伴有长短不等的索条影，形似星芒状。③大片状密度增高影：呈网格状改变，结构明显扭曲，可伴有腋下淋巴结增大。④局部密度稍增高：此类型多见于多量腺体型或致密型乳腺，由于腺体较丰富，病灶不易发现。

（三）MRI

1. AM　病灶范围较广，多沿导管分布，与正常腺体交错，分界不清，边缘可见水肿信号，增强扫描病灶呈轻至中度强化，多以延迟强化为主。当脓肿形成时，大多表现为T_1低信号（若其内含有较多蛋白，则可呈现为等或稍高信号），T_2WI明显高信号；脓肿壁较厚，边界通常较清晰（若脓肿周围合并炎症细胞浸润则边界不清），增强扫描脓肿壁明显环形强化。

2. CM　肿块样病灶多表现为不规则形、圆形或类圆形，非肿块样病变多为导管样、段样、线样，呈弥漫性、区域性分布（可累及多区域且不按导管系统区域分布），边缘可见"毛刺征"，病灶周围可见水肿信号；增强扫描多呈环形强化。病变区域乳腺皮肤增厚，厚度＞3mm。患侧乳头可受累，表现为乳头回缩显著或强化。腋淋巴结肿大，淋巴结门脂肪信号消失，短径＞10mm。动态增强TIC多为Ⅱ型曲线。

【诊断与鉴别诊断】

通过患者的生育史、哺乳史及相关临床、实验室检查，容易对AM做出诊断。CM需要与非肿块型乳腺癌相鉴别。CM多由于急性乳腺炎治疗不及时或治疗不当所引起，多不按导管系统区域分布为主，非肿块性乳腺癌多按导管系统的节段性分布为主。MRI增强扫描CM强化的腺体内可见脓腔或囊腔，而非肿块性乳腺癌病灶内多见结节状强化或不均匀网格状或小簇环状强化，少有脓腔或囊腔。

【比较影像学】

对于急性乳腺炎，超声操作方便，检查快速，可直观发现肿胀的腺体及慢性炎症所致的脓肿，清楚定位；操作时对乳腺挤压较轻柔，患者不适症状相对较少。钼靶操作时需挤压腺体，患者大多不能适应相应检查，且可能造成病情加重。CT检查用时较短，但对疾病显示欠佳。MRI检查费用较高，检查时间相对较长。所以超声应为首选检查。

对于慢性乳腺炎，钼靶平片价值有限。CT具有扫描速度快、密度分辨力高、可进行任意断面重建等优势，但辐射剂量大，且乳腺结构较细致，致CT对乳腺疾病的检测效果欠佳，临床应用较少。超声检查快捷方便，对于形成脓肿的慢性乳腺炎检查特异性较高，能清晰显示病灶位置、大小、内部回声情况，可辅助临床进行定位诊断，为临床首选。MRI对软组织分辨率高，且通过各种功能成像，可对病灶内的组成成分、血液供应情况，可对炎性、肿瘤性病变进行较准确地分类，但价格较贵，超声诊断困难时可采用。

参 考 文 献

Cusack L，Brennan M，2011. Lactational mastitis and breast abscess-diagnosis and management in general practice［J］. Aust Fam Physician，40（12）：976-979.

Rowbotham RF，Ruegg P L，2016. Associations of selected bedding types with incidence rates of sub-clinical and clinical mastitis in primiparous Holstein dairy cows［J］. Journal of Dairy Science，99（6）：

4707.

Thomas V，Jong AD，Moyaert H，et al，2015．Antimicrobial susceptibility monitoring of mastitis pathogens isolated from acute cases of clinical mastitis in dairy cows across Europe：VetPath results［J］．International Journal of Antimicrobial Agents，46（1）：13-20.

二、非哺乳期乳腺炎

【临床与病理】

非哺乳期乳腺炎（non-lactation mastitis，NLM）是指女性在非妊娠期、非哺乳期状态下的乳腺炎症，也称慢性乳腺炎。NLM病因不明，可能与免疫功能紊乱、乳头发育不良、乳腺退行性变、内分泌失调等因素有关。NLM根据病理类型分为4类：单纯性乳腺炎、乳腺导管相关性炎性病变、肉芽肿性乳腺炎和乳腺脓肿。临床分期可分为急性期、亚急性期、慢性期。

本病多呈慢性病程，在不同阶段有不同的临床表现，常见的临床表现如非周期性乳房痛、乳头凹陷、乳房肿块、乳腺脓肿、溃疡、窦道及瘘管形成等。本病易反复发作，迁延不愈，严重者甚至导致全乳切除。

（1）单纯性乳腺炎：由一般细菌感染引起的乳腺炎症，病理上可见多种炎症细胞浸润。

（2）乳腺导管相关性炎性病变包括导管扩张症、导管周围炎和浆细胞性乳腺炎，以浆细胞性乳腺炎最常见。浆细胞性乳腺炎病理上以浆细胞浸润、乳腺导管扩张为主要特点，多见于30～40岁非哺乳期女性。

（3）肉芽肿性乳腺炎发病年龄较年轻，病变以乳腺小叶为中心，由周围乳腺小叶向乳晕向心性发展，呈多灶性分布。小叶内末梢导管或腺泡大部消失，有多种炎症细胞浸润，病灶内常可见微脓肿。

（4）乳腺脓肿多见导管内皮立方上皮细胞的化生及角质的脱落堵塞乳腺导管，并且引起腺泡分泌物淤积。

【影像学表现】

（一）超声表现

典型表现：病灶形态不规则，呈片状低回声，内部回声强弱交错与周围组织分界尚清晰，占位效应不明显。彩色多普勒显示血流稀少，多分布于病灶边缘。若病灶仅为单纯导管扩张时，乳腺内见多条管状回声，内充满稍高回声，缓慢蠕动，管腔内的液性暗区透声不佳；乳腺内有囊实性肿块时，可见乳腺内混合回声或不规则无回声区内见团、絮状稍高回声，与周边乳腺结构分界欠清；乳腺脓肿则表现为乳晕区或者周围腺体层内低回声团块，边界模糊，团块周边可见弱回声，内部回声为均匀稍强或者不均匀实性回声，后方无衰减（图4-2-2）。

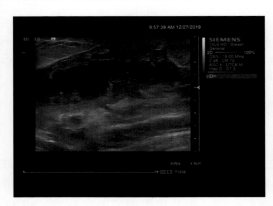

图 4-2-2　非哺乳期乳腺炎，乳腺超声示腺体层内片状无回声区

（二）X 线表现

X 线表现与其临床分期相关联。

1.急性期　X 线钼靶可见整个乳房或大部分腺体密度增高，乳腺小梁增粗，边缘模糊，乳晕处皮肤增厚，皮下脂肪层密度增高和腋下淋巴结。

2.慢性期　X 线多表现为乳头后方不对称致密影或肿块，病灶结构模糊较轻，边缘模糊，在两个不同体位上，病灶形态变化较大，可伴有乳晕处皮肤增厚和脂肪层密度增高。

3.乳腺脓肿不同时期　X 线表现不同：在脓腔未形成前，X 线表现为乳头后方高密度肿块或不对称致密影，结构模糊，乳晕处皮肤增厚；脓腔形成后，X 线表现为乳头后方囊性低密度影，可呈蜂窝状，边缘模糊。

（三）MRI 表现

乳腺 MRI 检查对于鉴别 NPM 有较高的灵敏度，但是特异度不高。MRI 平扫可见病灶 T_1WI 呈低、等信号，T_2WI 呈等、高或混杂信号，增强扫描可表现为非肿块样强化，如节段性或区域性强化、肿块样强化、簇状小环形强化等。病变周围可伴有皮肤水肿、增厚，乳头内陷以及邻近胸壁受累等表现。

乳腺脓肿在 MRI 上表现具有特异性：

（1）脓液 T_1WI 通常为低信号（若其内含有较多的大分子蛋白，可呈等或稍高信号），T_2WI 多为明显高信号，DWI 明显高信号，ADC 值减低。

（2）脓肿壁多边界清楚，T_1WI 上为环形规则或不规则等信号，T_2WI 为高信号，壁较厚，增强扫描呈环形强化。

（3）炎症周围的乳腺导管及腺体组织结构部分破坏、紊乱，纤维组织增生，毛细血管扭曲，皮肤水肿、增厚。增强扫描通常表现为轻至中度强化，且多以延迟强化为主（图 4-2-3）。

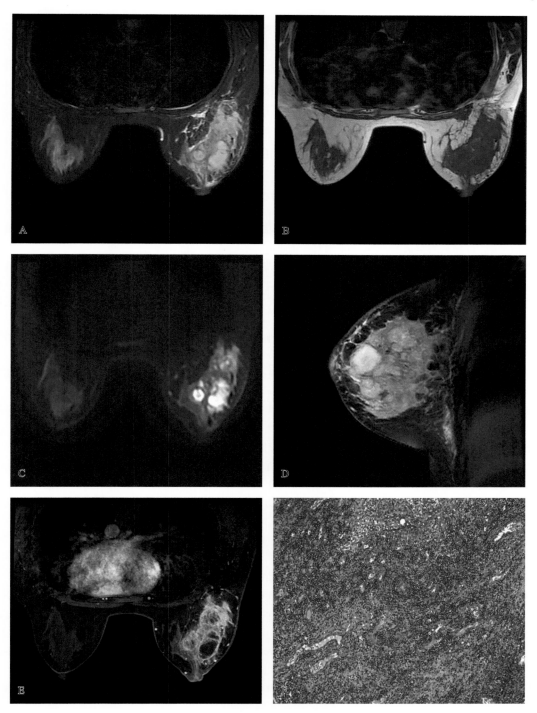

图 4-2-3　非哺乳期乳腺炎

A. T₂WI序列；B. T₁WI序列；C. DWI序列；D、E.增强T₁WI序列右侧乳腺体积增大，局部皮肤增厚，腺体内可见大片 T_1WI 稍低，T_2WI 稍高信号区，其内并见多发小类圆形 T_1WI 低信号，T_2WI 高信号灶，DWI像部分病灶呈高信号，增强后明显环形强化，局部呈蜂窝状改变；F.病理图片，诊断为急性化脓性乳腺炎

【诊断与鉴别诊断】

非哺乳期乳腺炎患者处于非哺乳期发病，缺乏典型的临床症状，影像学表现各异，因而诊断较为困难，特别是老年患者与恶性肿瘤难以鉴别。对诊断为非哺乳期乳腺炎性病变的患者，如积极抗炎治疗后病变无明显变化者，需行超声引导下穿刺活检予以明确诊断，以排除恶性病变的可能。

【比较影像学】

各种影像学方法的综合运用可对本病的诊断及鉴别诊断有帮助。

参 考 文 献

范光荣，陈翠芬，朱志军，等，2015. 磁共振表观扩散系数对非哺乳期乳腺炎和乳腺癌的鉴别诊断价值［J］. 临床放射学杂志，34：544-547.

江静，刘万花，叶媛媛，等，2014. 3.0T MR扩散加权成像不同b值的信号强度及ADC值下降率对乳腺良、恶性病变的诊断价值［J］. 中华医学杂志，94：1804-1807.

李逢芳，刘万花，潘淑淑，2012. 磁共振扩散加权成像对乳腺炎性病变的诊断价值探讨［J］. 现代医学，40：14-19.

刘园园，徐莉，王智园，等，2014. 特发性肉芽肿性乳腺炎的钼靶X线及MR表现与病理对比分析［J］. 实用放射学杂志，30：439-444.

梅昂，雷志丹，贾武林，等，2016. 非哺乳期乳腺炎性病变的X线及动态增强MRI表现分析［J］. 实用放射学杂志，32：813-816.

宋鲁梅，姚瑾，2013. 浆细胞性乳腺炎的高频超声检查与病理对照分析［J］. 医学影像学杂志，23：618-619.

谭红娜，彭卫军，李瑞敏，等，2013. 乳腺炎的影像特征［J］. 中华放射学杂志，47：690-694.

汪兴龙，罗洪云，夏玉明，等，2019. 非哺乳期乳腺炎性疾病的X线表现［J］. 实用医学影像杂志，20（3）：253-255.

伍芸，刘泽宇，2015. 超声BI-RADS分级与传统方式对于NLM诊断价值的比较分析［J］. 西南国防医药，25：1328-1331.

于韬，罗娅红，邱岩，等，2009. DWI结合时间-信号强度曲线评价乳腺病变性质的研究［J］. 现代肿瘤医学，17：1461-1464.

张培平，邱维加，2013. 不同b值下DWI对乳腺病变的诊断价值［J］. 医学信息，26：232-233.

Bathen TF, Heldahl MG, Sitter B, et al, 2011. In vivo MRS of locally ad-vanced breast cancer: characteristics related to negative or positive choline detection and early monitoring of treatment response［J］. Magn Reson Mater Phy, 24：347-357.

Ducatman BS, Emery ST, Wang HH, 1993. Correlation of histologic grade of breast cancer with cyto-logic features on fine-needle aspiration of the breast［J］. Modern Pathology, 6：539-543.

Durur-Karakaya A, Durur-Subasi I, Akcay MN, et al, 2015. Sonoelastogra-phy findings for idiopathic granulomatous mastitis［J］. Japanese Journal of Radiology, 33：33-38.

Ei Khouli RH, Jacobs MA, Mezban SD, et al, 2010. Diffusion-weighted im-aging improves the diagnostic accuracy of conventional 3.0-T breast MR imaging［J］. Radiology, 256：64-73.

Fornasa F, Pinali L, Gasparini A, et al, 2011. Diffusion-weighted magnetic resonance imaging in focal breast lesions: analysis of 78 cases with pathological correlation［J］. La Radiologia Medica, 116：264-275.

Fu PF, Kurihara Y, Kanemaki Y, et al, 2007. High-resolution MRI in de-tecting subareolar breast abscess［J］.

Ajr American Journal of Roentgenology，188：1568-1572.

Gautier N，Lalonde L，Tran-Thanh D，et al，2013. Chronic granulomatous mastitis：Imaging，pathology and management［J］. European Journal of Radiology，82：165-175.

Gurleyik G，Aktekin A，Aker F，et al，2012. Medical and Surgical Treat-ment of Idiopathic Granulomatous Lobular Mastitis：A Benign In-flammatory Disease Mimicking Invasive Carcinoma［J］. Journal of Breast Cancer，15：119-123.

Kul S，Eyubolu I，Cansn A，et al，2014. Diagnostic efficacy of the diffusion weighted imaging in the characterization of different types of breast lesions［J］. Journal of Magnetic Resonance Imaging，40：1158-1164.

Lacambra M，Thai TA，Lam CC，et al，2011. Granulomatous mastitis：the histological differentials［J］. Journal of Clinical Pathology，64：405-411.

Le Bihan D，Turner R，Douek P，et al，1992. Diffusion MR imaging：clini-cal applications［J］. American Journal of Roentgenology，159：591-599.

Lester SC，2005. Differential diagnosis of granulomatous mastitis［J］. Breast Journal，11：534-535.

Lin TL，Chi SY，Liu JW，et al，2010. Tuberculosis of the breast：10 years' experience in one institution ［J］. International Journal of Tuberculo-sis & Lung Disease the Official Journal of the International Union A-gainst Tuberculosis & Lung Disease，14：758-763.

Macura KJ，Ouwerkerk R，Jacobs MA，et al，2006. Patterns of enhancement on breast MR images：interpretation and imaging pitfalls［J］. Radio-graphics，26：1719-1734.

Makkat S，Luypaert R，Stadnik T，et al，2008. Deconvolution-based dynam-ic contrast-enhanced MR imaging of breast tumors：correlation of tumor blood flow with human epidermal growth factor receptor 2 status and clinicopathologic findings-preliminary results［J］. Radiolo-gy，249：471-482.

Mercado CL，2014. BI-RADS Update［J］. Radiologic Clinics of North America，52：481-487.

Müller MF，Prasad P，Siewert B，et al，1994. Abdominal diffusion mapping with use of a whole-body echo-planar system［J］. Radiology，190：475-478.

Néel A，Hello M，Cottereau A，et al，2013. Long-term outcome in idiopath-ic granulomatous mastitis：a western multicentre study［J］. Qjm Monthly Journal of the Association of Physicians，106：433-441.

Orguc S，Basara I，Coskun T，2012. Diffusion-weighted MR imaging of the breast：comparison of ap-parent diffusion coefficient values of normal breast tissue with benign and malignant breast lesions［J］. Singapore Medical Journal，53：737-743.

Ramírez-Galván YA，Cardona-Huerta S，Ibarra-Fombona E，et al，2015. Apparent diffusion coefficient （ADC）value to evaluate BI-RADS 4 breast lesions：correlation with pathological findings［J］. Clinical Imaging，39：51-55.

Renz DM，Baltzer PAT，Bttcher J，et al，2008. Magnetic resonance ima-ging of inflammatory breast carcinoma and acute mastitis. A compar-ative study［J］. International Journal of Medical Radiology，18：2370-2380.

Seo HR，Na KY，Yim HE，et al，2012. Differential Diagnosis in Idiopathic Granulomatous Mastitis and Tuberculous Mastitis［J］. Journal of Breast Cancer，15：111-118.

Sinha S，Lucas-Quesada FA，Sinha U，et al，2002. In vivo diffusion-weigh-ted MRI of the breast：Potential for lesion characterization［J］. J Magn Reson Imaging，15：693-704.

Tan H，Li R，Peng W，et al，2013. Radiological and clinical features of a-dult non-puerperal mastitis［J］. British Journal of Radiology，86：221-225.

Uematsu T，2012. MRI findings of inflammatory breast cancer，locally ad-vanced breast cancer，and acute mastitis：T2-weighted images can increase the specificity of inflammatory breast cancer［J］． Breast Cancer，19：289-294.

Wang LJ，Wang DB，Fei XC，et al，2014．A rim-enhanced mass with cen-tral cystic changes on MR imaging：how to distinguish breast cancer from inflammatory breast diseases?［J］．Plos One，9：e90355-e90357.

Yu YM，Jiang Q，Miao YW，et al，2010．Quantitative analysis of clinical dynamic contrast-enhanced MR imaging for evaluating treatment re-sponse in human breast cancer［J］．Radiology，257：47-55.

第三节　乳腺囊性病变

一、乳腺单纯囊肿

【临床与病理】

单纯性乳腺囊肿（simple breast cysts，SBC）是乳腺小导管高度扩张而形成的，发病原因尚不明确，目前认为可能与激素比例失调有关。患者体内激素比例失调，导致乳腺导管上皮过度增生、伸长、折叠，大量上皮细胞在复旧过程中脱落，将管腔堵塞，使分泌物排出障碍在管腔内潴留而形成囊肿。

临床上主要发生于中年女性，以圆形或卵圆形乳房肿块为主要症状，可单发，亦可多发。乳腺单纯囊肿常可随月经周期而变化，并伴有经前乳房胀痛。

【影像学表现】

（一）超声表现

SBC大多数呈圆形或椭圆形的无回声区，有时表现为长条形或囊状的无回声区，可能与导管延伸、纤曲、折叠有关。边界清晰，包膜完整，后方回声增强，两侧边缘有侧边声影，以双侧多发性多见。彩色多普勒显示内部大多无血流信号（图4-3-1）。

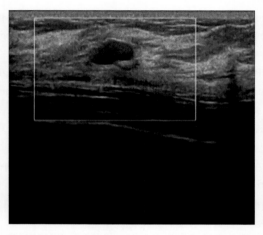

图4-3-1　单纯乳腺囊肿声像图，彩色多普勒探查内未显示血流信号

（二）X线表现

病变均呈高密度或稍高密度的结节、肿块影，可呈轻度分叶状，或相互重叠似分叶状病变均为圆形、类圆形或椭圆形。多发者病变边缘部分清楚，部分不清楚，边缘清楚者囊周见低密度线环影。

（三）MRI表现

病变呈类圆形，边界清楚，边缘光滑，内部信号均匀，T_1WI一般为低信号，少数可为高信号，T_2WI为高信号或中低信号。Gd-DTPA增强MRI扫描病变可不强化、均匀强化或壁强化（图4-3-2）。

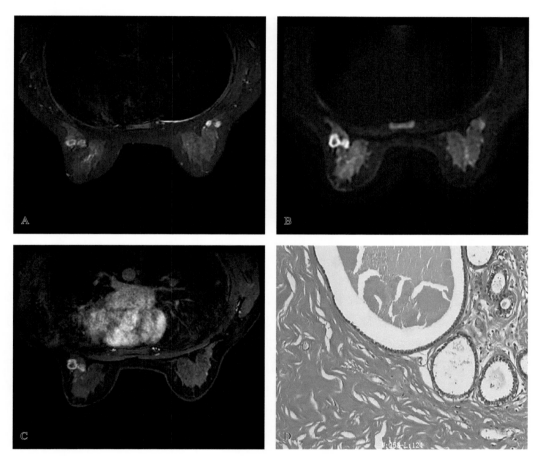

图4-3-2 右侧乳腺囊肿MRI

A. T_2WI序列；B. DWI序列；C.增强T_1WI序列，近右侧胸壁侧乳腺内可见两个类圆形T_2WI高信号灶，DWI未见明显高信号，增强扫描未见强化；D.病理图片，可见腺体增生，部分导管扩张伴分泌物潴留，病理证实为乳腺囊肿（左侧乳腺外象限内可见两个结节状T_2WI稍高信号灶，DWI呈明显高信号，增强扫描明显强化，病理证实为乳腺癌）

【诊断与鉴别诊断】

本病需与以下几种疾病相鉴别。①脂肪瘤：脂肪瘤体积一般较大，可呈轻度分叶状，肿瘤内有纤细的纤维分隔。MRI显示脂肪成分呈T_1WI高信号，反相位呈边缘钩边效应，而积乳囊肿呈脂质信号，反相位呈低信号，无钩边效应相区别。②纤维瘤：当乳腺积乳囊肿较小且存在持久时，内容物变得黏稠，囊肿可失去原有的弹性感而变得坚实，此时应与纤维腺瘤相鉴别。积乳囊肿MRI呈T_1WI高信号，反相位信号减低的特异性表现有助于鉴别诊断。③乳腺癌：若肿块较小呈实变时，应与乳腺癌相鉴别。乳腺癌常有分叶有毛刺等恶性征象，动态增强呈明显环状强化，DWI呈高信号，ADC值减低，动态增强曲线呈流出型或平台型。

【比较影像学】

本病的诊断主要依据病史和辅助检查，高频超声是诊断乳腺囊肿的首选方法。临床上乳腺肿块、胀痛等症状困扰着许多女性患者，不但影响日常生活，还存在一定的恶变风险，文献报道其恶变概率高达3% ~ 4%，因此，对单纯性乳腺囊肿进行积极治疗十分必要。

参 考 文 献

郝菲，2012. 高频超声在乳腺囊肿诊断中的临床应用价值［J］. 中外医学研究，10（11）：57-58.

胡卫玉，许可，佟红梅，等，2014. 超声引导穿刺联合多途径给药治疗乳腺单纯性囊肿的临床疗效研究［J］. 中国中西医结合影像学杂志，12（4）：423-425.

严松莉，2009. 乳腺超声与病理［M］. 北京：人民卫生出版社，182.

张心怡，2019. 乳腺囊肿的超声表现［J］. 医师在线，9（2）：16.

二、乳腺积乳囊肿

【临床与病理】

乳腺积乳囊肿又名乳汁淤积症、乳汁潴留样囊肿，是乳腺远端末梢导管堵塞导致乳汁积聚，是生育后女性最常见的一种乳房良性疾病，与哺乳有关。发病者多为20 ~ 40岁生育后的女性。病因与以下几方面因素有关：①原发性乳腺结构发育不良、畸形，既往乳腺有过手术史使乳腺结构发生破坏；②哺乳习惯不良；③哺乳后断奶时乳汁滞留；④在炎性反应的基础上可以引起乳腺导管狭窄或梗阻；⑤乳房寄生虫病。

【影像学表现】

（一）超声表现

积乳囊肿多表现为乳腺内圆形或椭圆形的无回声区，内部透声差。多呈垂直皮肤位生长；病灶边界清晰，包膜完整，后方回声因乳汁淤积的影响可表现为不明显增强，两侧边缘有侧边声影。彩色多普勒显示内部大多无血流信号。哺乳期由于乳汁的存在，使得超声诊断受到影响，所以检查前需尽量排空乳汁，减少此类干扰（图4-3-3）。

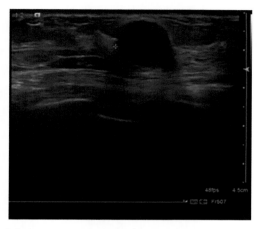

图4-3-3　积乳囊肿声像图，乳腺内可见类圆形无回声区，病灶边界清晰，包膜完整

（二）X线表现

乳腺内可见形态规则的圆形或类圆形块影，依其密度变化可分为4型。

1.浸润型　X线表现为局限性浸润阴影，密度略高于腺体，边缘模糊不清。多见于积乳囊肿早期或囊肿继发感染后，或囊肿破裂后。

2.致密型　表现为圆形或类圆形致密结节影，密度均匀，边缘清晰光整。

3.透亮型　表现为圆形或类圆形高度透亮囊性结构，囊壁清晰光滑。

4.混合型　高低密度影相互混杂移行，分界不清，可因脂肪聚集而出现小透亮区，边缘光滑锐利（图4-3-4）。

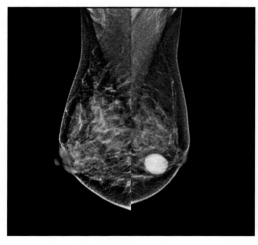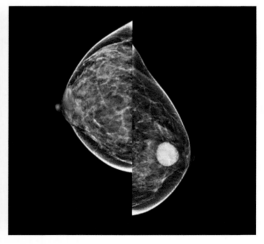

图4-3-4　右侧乳腺积乳囊肿（致密型）X线钼靶摄片，表现为右侧乳腺内下象限内类圆形致密结节影，密度均匀，边缘光滑，边界清晰。左侧乳腺内未见异常肿块影

（三）MRI表现

积乳囊肿在MRI上表现与囊肿内成分的性质有很大关系。病灶内水分含量较多时可呈典型液体囊性信号特征，呈T_1WI低信号、T_2WI高信号，DWI呈低信号，ADC值增加。病灶内脂肪或脂质成分含量较高时，则呈T_1WI高信号、T_2WI高信号，脂肪抑制序列呈低信号。有些病灶虽然脂肪抑制序列信号强度有所下降，但仍呈较高信号，而在同、反相位检查中，于反相位上可见病变信号强度明显减低，这是由于其内含有相当比例的脂质成分所致。若积乳囊肿为慢性，其内液性成分减少，纤维成分增加，则MR表现为T_1WI稍低信号、T_2WI高信号，DWI呈稍低或稍高信号，ADC值可增加或减少，增强检查积乳囊肿的囊壁可有轻至中度强化，壁薄厚与囊肿形成时间有关，壁厚时需与纤维瘤及乳腺癌相鉴别。

【诊断与鉴别诊断】

临床上根据发病年龄，哺乳病史、临床表现，并行穿刺抽吸出乳汁，乳腺积乳囊肿的诊断并不困难。本病需与以下几种疾病进行鉴别。

1.单纯乳腺囊肿　致密结节型积乳囊肿需与单纯囊肿相鉴别。单纯囊肿可发生任何年龄，与妊娠及哺乳无关，囊肿呈T_1WI低信号、T_2WI高信号，同、反相位信号无明显减低，结合临床病史及MRI表现不难诊断。

2.脂肪瘤　脂肪瘤体积一般较大，多呈轻度分叶状，肿瘤内有纤细的纤维分隔。MRI显示脂肪成分呈T_1WI高信号，反相位呈边缘钩边效应，而积乳囊肿呈脂质信号，反相位呈低信号，无勾边效应。

3.纤维瘤　当乳腺积乳囊肿较小且存在持久时，内容物变得黏稠，囊肿可失去原有的弹性感而变得坚实，此时应与纤维腺瘤相鉴别。积乳囊肿MR呈T_1WI高信号，反相位信号减低的特异性表现有助于鉴别诊断。

4.乳腺癌　若肿块较小呈实变时，应与乳腺癌相鉴别。乳腺癌动态增强呈明显环状强化，DWI呈高信号，ADC值减低。动态增强曲线呈流出型或平台型，乳腺癌病灶边缘有"分叶征""毛刺征"等恶性征象可与之相鉴别。

【比较影像学】

超声、X线钼靶摄影能比较全面地反映整个乳房的大体解剖结构，便于观察。表现不典型时应综合多种影像学检查进行诊断。

参 考 文 献

白凯扬，2019. MR检查在乳腺积乳囊肿诊断中的应用价值［J］.影像研究与医学应用，3（12）：214-215.

陈志华，徐昕，何世珍，2011.乳腺积乳囊肿钼靶X线诊断［J］.当代医学，17（3）：114-115.

黄昊，王玉琴，宫清，2006.乳腺积乳囊肿的钼靶及超声诊断［J］.现代医药卫生，22（2）：254.

刘秉彦，符少清，莫泽来，等，2004.乳腺积乳囊肿的超声诊断研究［J］.中国超声诊断杂志，5（3）：

82-83.

刘万花，2011. 乳腺疾病影像诊断学［M］. 南京：江苏科学技术出版社.

罗巧云，王涛，许晨，2015. 彩色超声和X线钼靶摄影对乳腺积乳囊肿的诊断价值［J］. 临床合理用药，8（2C）：73-74.

第四节　乳腺纤维瘤

【临床与病理】

乳腺纤维瘤，又称乳腺纤维腺瘤、乳房纤维瘤，是最常见的乳腺良性肿瘤，约占乳腺良性肿瘤的75%。该病可在青春期后任何年龄段女性发生，多见于20 ～ 25岁年轻女性。

纤维瘤病程较长，多数病变缓慢增大或无变化，少数可自然消退或迅速增大。少部分病例乳腺纤维腺瘤同时伴有乳腺增生，可有经前乳房胀痛不适等症状。13% ～ 20%的乳腺纤维瘤为多发病灶，这些患者多有家族史。

病理上乳腺纤维瘤由乳腺小叶内纤维组织和腺上皮增生而形成，增生的纤维组织围绕在腺管周围，可发生黏液样变性，或伴胶原化和玻璃样变性。

【影像学表现】

（一）超声表现

乳腺纤维瘤呈圆形或卵圆形，轮廓整齐，横径通常大于纵径，有光滑清晰的包膜，病灶内部呈较均匀低回声，病灶后方回声正常或轻度增强，可见侧方声影；如有钙化，其后方可出现声影，彩色多普勒显示肿块内常无血流信号（图4-4-1）。

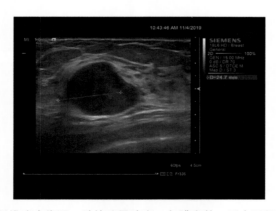

图4-4-1　乳腺纤维瘤声像图，肿块边界清晰，包膜完整，形态不规则，平行位生长

（二）X线表现

多表现为圆形、类圆形结节或肿块，密度等于或略高于周围腺体组织，边界清晰，少数可分叶。绝大多数瘤体有完整包膜，病变推压邻近腺体及脂肪组织，常在

瘤体周缘出现一圈薄层透亮晕征。部分病变表现不典型，呈斑片状密度增高影，边界不清，周围腺体结构紊乱。部分病灶内或周围可有钙化，钙化粗大、不规则，可累及部分或全部病灶。

（三）MRI表现

病灶多表现为圆形、类圆形，较大时呈分叶状，边缘光滑锐利、边界清晰；部分病灶包膜尚未完全形成时边界欠清晰。T_1WI呈等或稍高信号，T_2WI多样，多为等或稍高信号，极少数呈低信号。T_2WI信号多样与其内部间质黏液变性或硬化程度、细胞密度相关。部分病灶内可见纤维间隔，T_2WI呈条状低信号。病灶内或周围伴钙化灶时，可见粗颗粒状、结节状T_1WI、T_2WI低信号影。DWI信号同样取决于病灶内部组织成分含量，当间质黏液变性成分多时，DWI像呈稍高信号，当间质硬化成分较多时，DWI呈信号减低。动态增强扫描病灶多呈持续性、均匀强化，其内间隔常无强化，TIC曲线 I 型多见，呈现慢进慢出的特征（图4-4-2）。

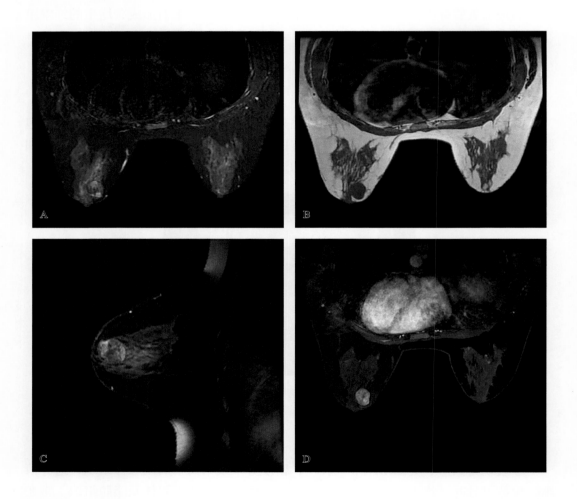

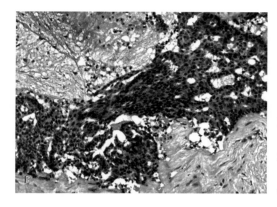

图 4-4-2　乳腺纤维腺瘤 MRI
A. T_2WI 序列；B. T_1WI 序列；C. 矢状位 T_2WI 序列；D. 增强 T_1WI 序列。右侧乳头内后方乳腺内可见一类圆形结节灶，T_1WI 呈等信号，T_2WI 呈等高混合信号。边缘光滑，边界清晰，增强扫描强化较均匀；E. 病理图片，肿瘤由增生的腺体及纤维间质构成，腺体被增生的纤维间质挤压成裂隙样，病理证实为乳腺纤维瘤

【诊断与鉴别诊断】

典型的乳腺纤维瘤呈圆形或类圆形，边缘光滑，边界清晰，X 线钼靶片病灶周围可见薄层透亮晕征。MRI 扫描病灶 T_1WI 呈等或稍高信号，T_2WI 及 DWI 信号多变，增强扫描多呈持续性均匀强化。

乳腺纤维瘤需与乳腺增生症、乳腺囊肿等乳腺良性病变及乳腺癌相鉴别：乳腺增生症 MRI 常表现为局限性或弥漫性片状、絮状或大小不等结节状影，边界欠清，双侧多发为主，增强扫描轻度强化。乳腺囊肿 MRI 多表现为边界清晰的囊性肿块影，T_2WI 呈高信号，增强扫描无明显强化。乳腺癌 MRI 常表现为不规则肿块，边缘可见毛刺，病灶内可见坏死、囊变、出血等不均匀信号，强化较明显且不均匀，早期呈向心性边缘强化，TIC 曲线以 Ⅱ、Ⅲ 型为主。

【比较影像学】

我国女性乳腺偏小、腺体较致密，且大多数女性患有乳腺增生，X 线钼靶检查只能显示增生的腺体，可能掩盖肿块。超声检查可以较好地观察病灶轮廓，并对其进行准确定位，而对于病灶较小、形态特征不典型者，检出及诊断病灶能力较低。而 MRI 可以清楚准确地检出并显示病灶位置、形态、内部结构特征，动态增强则进一步明确病灶内部组成成分及结构特征，可为乳腺纤维腺瘤与其他乳腺良、恶性疾病的鉴别提供有力的影像学证据。

参 考 文 献

白人驹，马大庆，2005. 医学影像学［M］. 第 2 版. 北京：人民卫生出版社：397.

李树铃，2000. 乳腺肿瘤学［M］. 北京：科学技术文献出版社：182，197.

刘军杰，张文皓，李智贤，等，2012. 乳腺髓样癌与纤维腺瘤 MRI 影像特征及病理对比研究［J］. 中国医学影像学杂志，20（6）：401-404.

汪晓红，彭卫军，杨文涛，等，2007. 乳腺纤维腺瘤的 MRI 表现及与病理对照［J］. 中华放射学杂志，41（5）：467-471.

王殊，谢菲，2016. 乳腺纤维腺瘤诊治专家共识［J］. 中国实用外科杂志，36（7）：752-754.

吴佳玲，杨金钢，莫小军，等，2015. 钼靶 X 线摄影联合 DCE-MRI 及 DWI 成像在乳腺癌中的诊断价

值［J］. 西南国防医药，25（9）：977-980.

吴在德，郑树，2006. 外科学［M］. 第5版. 北京：人民卫生出版社：355-356.

许良中，张延缪，1999. 乳腺病理学［M］. 上海：上海医科大学出版社：75.

薛梅，李静，周纯武，等，2013. 磁共振动态增强及扩散加权成像诊断乳腺纤维腺瘤［J］. 中国医学影像技术，29（11）：1769-1773.

闫斌，梁秀芬，冀焕梅，等，2013. 动态增强MRI与乳腺X线摄影对乳腺病变的对比研究［J］. 实用放射学杂志，29（10）：1573-1577.

赵红，郑穗生，姚文君，等，2014. 乳腺纤维腺瘤MRI诊断［J］. 实用放射学杂志，30（2）：227-231.

Jung HK，Kim EK，Ko KH，2010. Breast fibromatosis showing unusualsonographic features［J］. J Ultrasound Med，29（11）：1671-1674.

第五节　乳腺导管内乳头状瘤

【临床与病理】

乳腺导管内乳头状瘤（intraductal papilloma，IDP）是发生于乳腺导管上皮的良性肿瘤，占乳腺良性病变的5.3%。IDP好发于40～50岁女性，多数学者认为发病原因与雌激素水平增高有关。IDP可分为中央型和周围型，以中央型多见。中央型导管内乳头状瘤起源于大导管，不累及终末导管小叶单位，大体检查可见界线清楚的伴乳头状分叶的圆形肿块，通过一个或数个蒂附着于扩张导管壁，肿块大小不等，常单发。周围型导管内乳头状瘤起源于终末导管小叶单位，常多发，且隐匿，可伴不典型增生。组织病理学上中央型和外周型导管内乳头状瘤均以密集而分支的结构为特征，由纤维血管轴心、单层肌上皮细胞和外覆上皮细胞构成。中央型导管内乳头状瘤临床上常表现单侧乳头溢液，溢液多为血性或浆液性，而周围型则较少出现乳头溢液，这可能与肿瘤距乳头较远有关。乳腺内多发的导管内乳头状瘤又称为乳头瘤病，多数学者认为是癌前病变。

【影像学表现】

（一）超声表现

IDP在超声图像上多数表现为患侧乳腺腺体内沿导管走行方向的等回声或低回声结节，形态规整，边界清晰，结节通常不大，多呈圆形或椭圆形，与导管关系密切，内可见丰富的血流信号，可伴导管扩张。若肿瘤内含囊性成分，则可表现为无回声区内见乳头样低回声结节，也可伴部分导管扩张。若肿瘤过小易漏诊，自动乳腺全容积成像技术（ABVS）因其可以得到无间隙连续断层图像的特性检出率高于常规超声，ABVS冠状面对囊性成分的识别有助于提高IDP的诊断。当IDP所在导管两端闭塞，形成囊肿时，常规超声当囊内液体较少时，表现为病灶一侧的新月形低回声，病灶呈实性结节，易漏诊，而ABVS冠状面病灶周围的囊性成分可形成完整的环，可清晰显示结节自一侧导管壁突向腔内生长从而提高检出率（图4-5-1）。

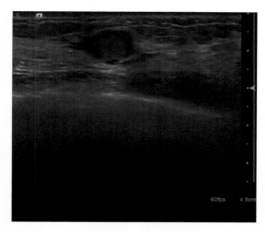

图4-5-1　乳腺导管内乳头状瘤声像图，扩张的导管回声内见等回声凸起

（二）X线表现

钼靶X线对早期乳腺导管内乳头状瘤或肿瘤体积较小的IDP诊断具有一定局限性。体积较大时钼靶可表现为高密度结节影（图4-5-2），边界清晰或不规则，当发现颗粒样钙化影应高度警惕恶变的可能。

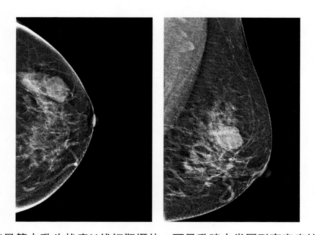

图4-5-2　乳腺导管内乳头状瘤X线钼靶摄片，可见乳腺内类圆形高密度结节，边缘清晰

（三）MRI表现

根据乳腺导管内乳头状瘤病变的形态在MRI上表现大致可分将其分为结节肿块型、囊内结节型、隐匿型。结节肿块型MRI可见沿导管走行方向单发或多发结节或肿块，T_1WI常呈等或低信号，T_2WI呈较高信号，边缘可规则或不规则，伴或不伴导管扩张，增强可见结节病灶呈明显强化。囊内结节型MRI上表现为囊腔内见实性结节，大小不等，T_1WI呈等或低信号，T_2WI呈稍高信号，增强可见囊内结

节呈均匀明显强化，伴或不伴导管扩张，扩张导管多呈线状或管状（图4-5-3）。隐匿型MRI通常难以辨认，特征性不明显，部分可表现为沿导管走行方向的线状高信号影，增强扫描也可出现不强化特征。时间-信号曲线（TIC）不具特征性，渐增型、平台型、流出型都可出现。

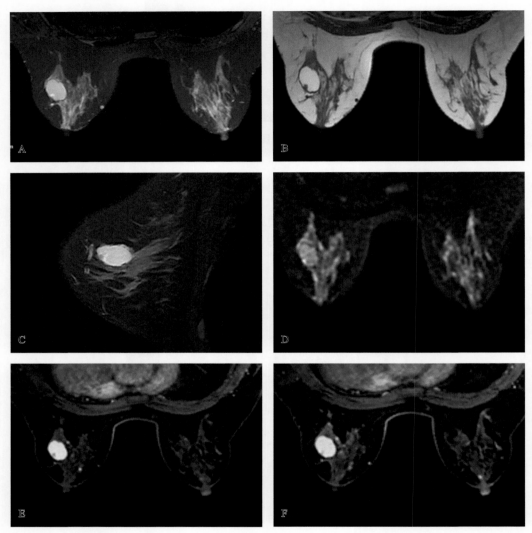

图4-5-3　乳腺导管内乳头状瘤—囊内结节型

A.T$_2$WI序列；B.T$_1$WI序列；C.矢状位T$_1$WI序列；D.DWI序列；E、F.增强T$_1$WI序列。图中可见左乳头后方见一类圆形T$_2$WI高信号囊性结节，其壁内见乳头样小结节；T$_1$WI因蛋白含量高而呈高信号，而使乳头样小结节显示得更清晰；DWI呈略高信号；增强扫描囊性成分未见明显强化，壁内乳头样小结节呈渐进性强化

【诊断与鉴别诊断】

乳腺导管内乳头状瘤的诊断要点是：①患者多为40～50岁女性，临床表现多为单侧乳头血性溢液；②超声表现患乳低回声结节伴局部导管扩张，提示IDP可能；③影像学表现为边界规则或不规则结节或肿块，伴或不伴导管扩张，MRI增强检查表

现为实性结节明显强化，TIC曲线不具特征性。IDP需与乳头状癌进行鉴别，二者临床都可表现为血性溢液，影像学上IDP多以导管扩张伴实性或囊实性结节为主，而乳头状癌多以导管增粗为主，扩张导管走行纡曲、僵硬，边缘毛糙，多因导管周围浸润生长所致。但不典型病变影像学诊断难以鉴别，需要病理及免疫组化结合进行诊断。

【比较影像学】

乳腺导管内乳头状瘤的影像学诊断包括超声、ABVS、X线及MRI检查。超声检查的优势在于简单便捷、灵敏度高，可较好地显示肿块的形态边缘及血流信号，但易发生漏诊、误诊，ABVS技术虽提高了检出率但同时也提高了假阳性率，且超声无法对双侧乳腺整体比较评估。钼靶X线由于其较高的密度分辨率，对腺体内钙化灶的检出率明显优于超声检查，可针对细小钙化灶诊断出其恶变可能，有助于诊断及治疗，但无法对肿瘤的血流动力学状态做出准确评估且存在辐射损伤。MRI检查可对病变的大小、形态与邻近组织关系做出准确评估，对病变内部的血流动力学状态做出精准判断，且对微小病变的检出率较高，但MRI检查也存在缺点，检查时间长，采集图像可能存在运动伪影，存在造影剂过敏的风险，且MRI对钙化的敏感性较低。总之，多序列联合的MRI检查是诊断导管内乳头状瘤敏感性和特异性较高的影像学检查方式。

参 考 文 献

王铭，朱庆莉，姜玉新，等，2014. 自动乳腺全容积成像技术对乳腺导管内乳头状瘤的诊断价值［J］. 中国医学科学院学报，36（1）：52-56.

赵娜，阳青松，叶小龙，等，2017. 乳腺导管内乳头状瘤的MRI特征分析［J］. 影像诊断与介入放射学，26（6）：491-495.

周研，曾向廷，郑少燕，等，2018. 乳腺导管内乳头状瘤磁共振成像影像表现［J］. 广东医学，39（S1）：82-85.

Ganesan S，Karthik G，Joshi M，et al，2006. Ultrasound spectrumin intraductal papillaryneoplasmsofbreast［J］. BrJRadiol，79（946）：843-849.

Lewis JT，Hartmann LC，Vierkant RA，et al，2006. An analysis ofbreast cancer risk in women with single，multiple，and atypicalpapilloma. Am J Surg Pathol，30：665-672.

Wang W，Ding J，Yang W，et al，2015. MRI characteristics of intraductual papilloma［J］. Acta Radiol，56（3）：276-283.

第六节　乳腺脂肪病变

一、脂肪瘤

【临床与病理】

脂肪瘤（lipoma）是一种由成熟的、无异型的脂肪细胞构成的良性肿瘤。脂肪瘤常好发于颈、肩、背及四肢近端的皮下组织，发生于乳腺内则少见。乳腺脂肪瘤（lipoma of the breast）指发生于皮下脂肪，乳腺小叶间脂肪或深层肌肉内脂肪组织的脂肪瘤，可发生于任何年龄，但常见于40～60岁以上女性，多见于乳房丰满、肥胖者。组织病理学上脂肪瘤周围一般可见薄层包膜，镜下可见分化成熟的脂肪细胞，其间有纤维间隔。大体病理所见脂肪瘤为界线清楚的结节，与正常脂肪组织相近，但呈颜色更黄的圆形或盘形结节，直径一般＜5cm；乳腺脂肪瘤可分为单纯脂肪瘤、血管脂肪瘤、腺脂肪瘤、纤维脂肪瘤，还有一些少见的变异型如梭形细胞脂肪瘤、冬眠瘤和软骨脂肪瘤等。临床上乳腺脂肪瘤常表现为无症状的孤立性肿块，偶可多发。肿块质软，可活动，界线清晰，生长缓慢，患者常因单侧乳房增大就诊。

【影像学表现】

（一）超声表现

乳腺脂肪瘤常表现为乳腺脂肪层内圆形或类圆形（少数分叶形），边缘清晰、表面光整并有菲薄完整的包膜，内部呈均匀中强回声，较周围脂肪组织稍高，无后方回声增强效应，瘤体周边及内部均无血流信号（图4-6-1）。

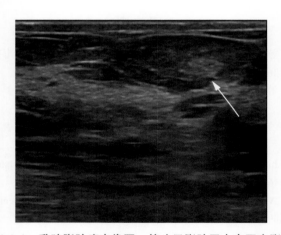

图4-6-1 乳腺脂肪瘤声像图，箭头示脂肪层内高回声脂肪瘤

（二）X线、CT表现

乳腺脂肪瘤常表现为圆形或类圆形低密度肿块影，少数可见钙化；边界多数清晰，偶可发现不清晰，形态规整，可见完整包膜，周围腺体受压移位。

X线片上根据脂肪瘤在乳房内的层次深浅部位可大致将乳腺脂肪瘤分为乳腺浅层脂肪瘤、腺体间脂肪瘤、乳腺后脂肪瘤（若轴位片或斜位片病变与正常腺体影重叠而呈混杂密度，切线位或局部点压片可排除腺体密度对病变的影响）。

（三）MRI表现

平扫表现为圆形或类圆形T_1WI、T_2WI高信号肿块影，脂肪抑制后则显示为低信号，与周围正常脂肪组织信号相似，边界清晰，周边有完整低信号包膜（图4-6-2）。增强扫描肿块无明显强化或轻度强化。

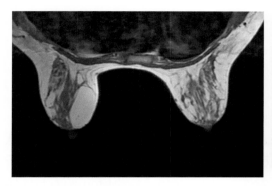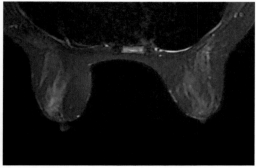

图4-6-2 乳腺脂肪瘤MRI，可见左乳内象限见椭圆形T_1WI高信号，可见包膜；T_2WI脂肪抑制序列呈低信号

【诊断与鉴别诊断】

乳腺脂肪瘤诊断要点：①单侧乳房无痛性肿大；②多位于皮下脂肪层，超声上显示中回声团，彩色多普勒上未见血流信号；③影像学提示边界清晰，一般有完整包膜的脂肪密度或信号肿块影。

乳腺脂肪瘤需与积乳囊肿相鉴别。乳腺脂肪瘤常发生在中老年女性，而因乳汁淤积形成的积乳囊肿则发生在哺乳期女性。脂肪瘤包膜菲薄，积乳囊肿囊壁较厚，因有囊性成分超声上表现为低回声或无回声区，影像学上也可表现为含囊性成分密度或信号的肿块影。

乳腺脂肪瘤还需与含脂肪成分多的错构瘤相鉴别。乳腺错构瘤影像学上常表现为混杂密度或信号的肿块。

【比较影像学】

对乳腺脂肪瘤的影像学诊断包括超声、X线、CT及MRI检查。超声检查的优势在于简单便捷、灵敏度高，可较好地显示肿块的形态边缘及有无血流信号，但当肿瘤较小时易发生漏诊、误诊，钼靶X线由其较高的密度分辨率，对少数脂肪瘤内微小钙化灶的检出率明显优于超声检查，有助于诊断及治疗，但存在辐射损伤。用CT检查对乳腺脂肪瘤患者进行诊断，可以对患者的病灶进行横断面薄层扫描，去除重叠干扰，该诊断方法具有较高的分辨率，但与X线一样存在辐射损伤。MRI检查可对病变的大小、形态与邻近组织关系做出准确评估，对病变内部的血流动力学状态做出精准判断，且对微小病变的检出率较高，但MRI检查也存在缺点，检查时间长，采集图像可能存在运动伪影，存在造影剂过敏的风险，且MRI对钙化的敏感性较低。超声仍是鉴别乳腺脂肪瘤的首选。

参 考 文 献

李旭敏，2015. 用钼靶X线检查和CT检查诊断乳腺脂肪瘤的效果对比［J］. 当代医药论丛，13（19）：40-41.

刘国红，2015. 浅谈乳腺脂肪瘤的X线和超声特性及鉴别诊断［J］. 中国现代药物应用，9（10）：65-66.

张蕴，杜红文，张月浪，等，2005. 乳腺脂肪瘤钼靶X线及CT诊断［J］. 实用放射学杂志，（4）：411-413.

二、脂肪坏死

【临床与病理】

乳腺脂肪坏死（fat necrosis of the breast）是一种少见的良性病变，属于非化脓性炎症，通常是因外伤、感染、手术后而引发的局部无菌性脂肪的变性或者坏死所导致，可分为原发性和继发性，大多为原发性，由外伤后引起，但近年随着自体脂肪移植隆胸术技术的开展，继发性脂肪坏死数量也呈逐渐增长趋势。本病好发生于40岁以上女性，尤其是巨大型、悬垂型乳房女性，多因由创伤和炎症等原因引起，其病理本质是乳腺脂肪坏死组织在酶解液化过程中诱发以单核巨噬细胞浸润为主的肉芽肿性病变。病理上，早期镜下可见脂肪细胞浑浊及坏死崩解，液化融合成大的脂滴，周边可见上皮样细胞及泡沫细胞聚集，外围有薄层肉芽组织，伴有大量淋巴细胞和部分浆细胞浸润，后形成囊腔，囊腔大小不一，内含油样液体或暗褐色的血液样及坏死物质等，囊壁可不同程度增厚；中晚期坏死灶逐渐分解吸收，纤维化，形成瘢痕，质硬，边界不清，易与乳腺癌相混淆。

临床上常见乳晕周围黄色瘀斑和腺体内包块，质韧，有压痛，后期可表现为皮肤凹陷皱缩，肿块变硬，有时出现乳头内陷，需与乳腺癌进行鉴别，但乳腺脂肪坏死不引起乳腺皮肤"橘皮样"改变。

【影像学表现】

（一）超声表现

乳腺脂肪坏死超声表现与病理基础密切相关，随着时间推移，液化坏死的程度、有无出血、肉芽组织的含量、有无囊腔形成、纤维化程度都可影响脂肪坏死在超声上的表现出来，可表现为等回声、低回声、无回声及囊实性混合回声等（图4-6-3），病灶边缘模糊、有毛刺，界线不清。部分由于纤维组织牵拉，可表现皮肤皱缩扭曲，靠近乳晕的病灶还可表现为乳头倾斜。

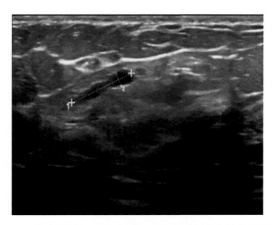

图4-6-3 乳腺脂肪坏死声像图，可见脂肪层内的条状无回声

（二）X线表现

由于病变的发展，X线表现也呈多样化。乳腺脂肪坏死的早期尚未形成纤维结缔组织时，X线表现可无异常；随着病变的发展，可形成薄的纤维组织，X线则表现为油性囊肿，囊壁可见蛋壳样钙化；后期，坏死组织部分或全部吸收，纤维化，X线可表现为结节或肿块影，部分周围可见毛刺，还可表现为星芒状影、斑片状影、索条状影、结构紊乱等。

（三）MRI表现

乳腺脂肪坏死在MRI上仍表现多样，可表现为规则或不规则肿块影，边界清晰或不清晰，油性囊肿可在T_1WI的抑脂序列表现为低信号，增强扫描病变囊壁可呈环形强化；部分病灶内部可呈斑片状混杂信号，增强扫描可见斑片样强化，相邻皮肤可见受累；时间－信号曲线不具明显特征性。

【诊断与鉴别诊断】

乳腺脂肪坏死的诊断要点：①有外伤、感染或手术史；②典型者多位于皮下脂肪层表浅部位，当脂肪坏死发生在乳腺较深部位与腺体重叠时，常表现为边界欠清晰的肿块性病变，容易误诊为乳腺癌。乳腺脂肪坏死需与纤维腺瘤及乳腺癌相鉴别：乳腺纤维腺瘤边界清晰，其内可见钙化，一般与邻近腺体皮肤无粘连。乳腺癌多发生与中老年女性，与外伤无明显相关性；影像学上可见形态规整或不规则的肿块，肿块边缘常可见毛刺；晚期病变侵犯皮肤，可见乳头内陷，可有"橘皮征""酒窝征"等典型表现，可有腋淋巴结转移。对于难以区分的病灶可采用针刺活检进行鉴别。

【比较影像学】

虽然脂肪坏死的声像图表现多样化，但超声检查对于具有外伤史或皮下的脂肪坏死的诊断价值较高，结合钼靶摄影可减少误诊，必要时还可在超声引导下进行穿刺活检。

参 考 文 献

曹静，娄鉴娟，张晶，2014. 乳腺脂肪坏死的钼靶及MRI特点［J］. 中国CT和MRI杂志，12（9）：81-84.

冯健，李泉水，张家庭，等，2008. 乳腺脂肪坏死的超声表现及病理对照分析［J］. 中国临床医学影像杂志，（11）：765-768.

欧继华，王士荣，孙素侠，等，2011. 乳腺脂肪坏死的X线与病理对照研究［J］. 现代中西医结合杂志，20（25）：3202-3203.

师卫华，杜小萍，2012. 乳腺脂肪坏死的X线表现与鉴别诊断［J］. 齐齐哈尔医学院学报，33（7）：904-905.

第七节　乳腺发育异常

一、副乳腺

【临床与病理】

副乳腺是乳腺组织在胚胎发育过程中乳腺始基未退化或退化不全，除胸前部的一对乳腺始基发育成正常乳腺外，其他部位的始基亦继续发育而形成的乳腺组织，亦称多乳症。副乳腺多在20～40岁发病，女性较多，男女之比为1∶3。副乳腺以腋窝最常见，亦可位于乳房上、下方或乳腺以外的其他组织，如面部、颈部等，副乳腺既可由乳头、乳晕、腺体组成，也可以其中任何一部分单独存在。副乳腺和正常乳腺一样，受内分泌的影响而显示周期性变化，该病具有遗传性，遗传方式为常染色体显性遗传。副乳腺的临床表现有多种形式，Kajva将其分为6种：①腺体、乳头、乳晕俱全；②有乳头、乳晕无腺体；③仅有腺体及乳晕；④仅有腺体及乳头；⑤仅有腺体；⑥多乳头病。

【影像学表现】

（一）超声表现

副乳腺一般体积较小、位置表浅，因此只要在皮下脂肪层内找到与正常乳腺组织相似的回声，且位于乳嵴线上，则副乳腺的超声诊断成立（图4-7-1）。

（二）X线表现

通常表现为与正常乳腺不相连的腋窝内中等大小的如正常乳腺腺体样的密度增高影，在乳腺常规内外斜位（45°～50°）片上可以很好地显示，所以摄片时应多包括腋下组织，如能加拍腋窝位会更好。腋部副乳腺也可以和主乳腺相连。根据腋部副乳腺形态，X线表现可分为4种类型。

1.斑片及团块型　腋窝内见大小不一斑片状或团块状影，密度不等可浓可淡，边缘多较清晰。

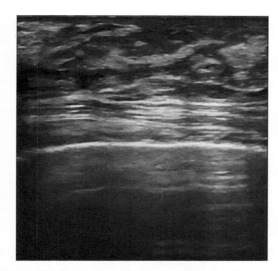

图4-7-1 副乳的超声声像图，皮下脂肪层内可见与正常乳腺组织相似的回声

2.条索及分支型 腋窝内见粗、细条索状致密影，或错落无序条形分支状致密影—乳腺小梁，边缘清晰。

3.混合型 腋窝内见形态多样的多种混杂影像，密度不均。

4.低密度脂肪型（图4-7-2） 腋窝内见透亮脂肪影，其中以斑片及团块型最多，条索及分支型次之。团块型副乳腺临床触诊可扪及大小不一、质韧的肿块，多伴有月经周期肿胀和疼痛，同时还需与发生于腋窝内的其他病变进行鉴别，因此该型应引起重视。

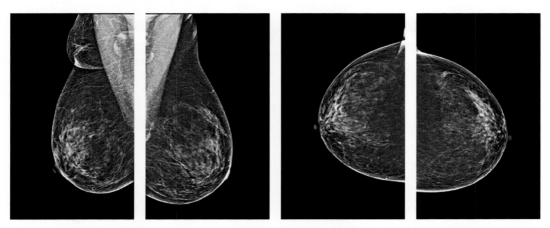

图4-7-2 副乳X线钼靶摄片可见右侧腋窝内见团块状低密度脂肪及少量腺体影

（三）MRI表现

副乳腺MRI T_1WI 及 T_2WI 上的信号特点与附近的乳腺相似（图4-7-3），形态可规则或不规则，动态增强扫描病灶强化程度与正常乳腺相同。

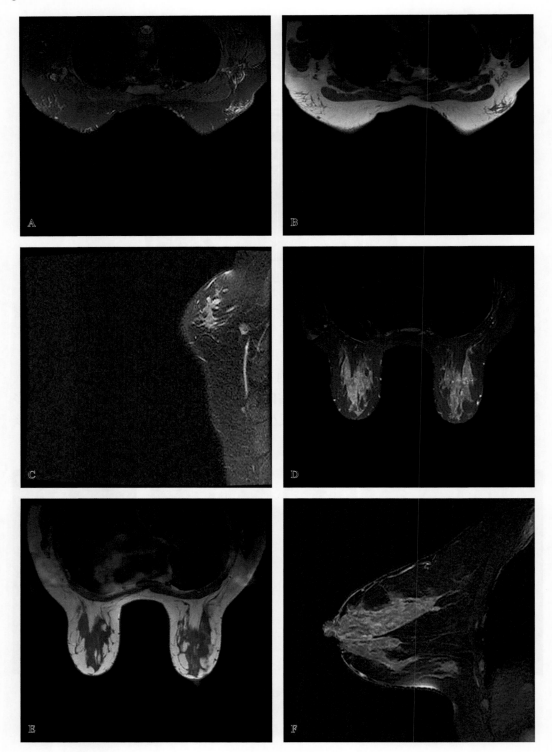

图 4-7-3 副乳MRI图像

A ~ C.可见近双侧腋窝区如正常乳腺腺体信号的副乳，与下方正常腺体不相连；D ~ F.为同一患者正常
乳腺

【诊断与鉴别诊断】

本病需与以下几种疾病进行鉴别诊断。①脂肪瘤：脂肪瘤呈椭圆形低回声区，边界清晰，有包膜，无乳腺组织回声；②纤维腺瘤：纤维腺瘤多数呈梭形，回声偏低、光点增粗，亦无乳腺组织回声；③肿大的淋巴结：肿大的淋巴结为边界清晰、包膜完整的圆形或椭圆形低回声区，有时可见淋巴结门结构。上述三者的声像图均不受内分泌的影响发生周期性变化，这些声像学特征均有别于副乳腺。副乳腺与腋窝肿大淋巴结的鉴别诊断在临床上意义重大，特别对疑诊为乳腺癌的患者，判定是副乳还是淋巴结尤为重要，可避免不恰当的手术治疗。

【比较影像学】

副乳腺体在不同时期的不同分泌功能是造成影像学表现差异的基础，副乳腺亦可发生正常乳腺所见的疾病，因此在影像学检查时一定要认真、仔细检查，可联合应用多种影像学检查方法，或对肿块进行月经前后对照观察，以免误诊。

参 考 文 献

曹建萍，2004. 副乳腺的超声诊断［J］. 临床超声医学杂志，6（4）：242.

宋萍，王勇，刘焦枝，等，2019. 男性腹股沟区副乳腺癌1例［J］. 中国医学影像学杂志，27（9）：668-669.

张惠霞，黄永红，陈成立，等，2007. 腋部副乳腺的临床及X线表现［J］. 放射学实践，22（10）：1048-1051.

Adler DD，Rebner M，Pennes DR，1987. Accessorybreast tissue in theaxilla；Mammographic appearance［J］. Radiology，163（3）：709-711.

二、巨乳症

【临床与病理】

乳腺的发生和发育受垂体、肾上腺皮质激素和卵巢内分泌素影响，当上述内分泌器官发生生理性或病理性功能异常时，即可引起乳腺增生，出现乳房肥大。乳房过度肥大与身体其他器官比例失衡，称之为巨乳症。巨乳症分为单纯型巨乳症和复杂型巨乳症，前者病理表现为乳腺结缔组织和上皮组织同时增生，后者合并存在纤维腺瘤或巨纤维腺瘤等其他乳腺病变。巨乳症可分为青春期乳腺肥大和妊娠期乳腺肥大。青春期乳腺肥大罕见，病因不明，可能是乳腺组织对雌激素过度敏感所致，亦可能与肥胖及遗传有关。激素水平检查常在正常范围内，病理学检查以间质纤维组织、脂肪组织及血管增生为主。

【影像学表现】

（一）超声表现

双侧乳房巨大，皮肤变薄；腺体层显著增厚，腺体结构紊乱，层次不清；内部回声明显不均匀，部分为中低回声，部分为中强回声，其间可见散在管状及不规则囊状无回声（图4-7-4）。CDFI：双侧乳腺内见散在斑点、条状血流信号。

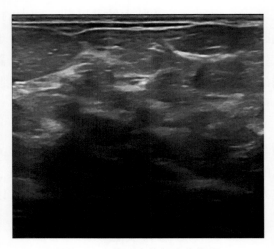

图4-7-4　巨乳症的超声声像图

（二）X线表现

双侧乳房增大，皮肤薄，腺体层显著增厚，腺体结构紊乱，层次不清；内部密度明显不均匀（图4-7-5）。

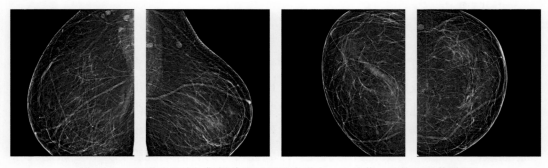

图4-7-5　巨乳症X线钼靶摄片示双侧乳房增大，皮肤薄，腺体层显著增厚

（三）MRI表现

双侧乳腺体积增大，皮肤薄，腺体层显著增厚，腺体结构紊乱，层次不清；内部信号明显不均匀。增强扫描双侧乳腺强化明显不均匀，但无异常占位性信号（图4-7-6）。

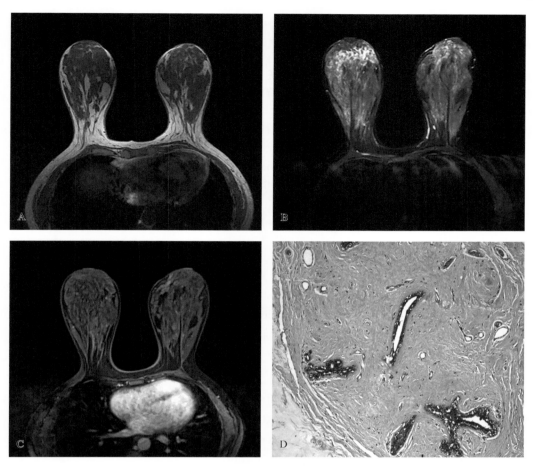

图 4-7-6 巨乳症 MRI

A.T$_1$WI序列；B.T$_2$WI序列； C .增强 T$_1$WI 序列；D.病理图片。双侧乳腺体积增大，腺体层显著增厚，结构紊乱，病理上呈乳腺增生改变

【诊断与鉴别诊断】

多数学者认为巨乳症除单纯乳房体积巨大外，乳腺结构无明显异常。但对于部分青春期巨乳症患者，尚不能肯定所有患者的乳腺结构都有异常，随年龄增长，相对正常的乳腺声像图区域逐渐增多，也不排除青春期巨乳症的异常结构是发育过程的一度表现，尚需继续随访，观察其发展和变化。在巨乳症的治疗中，单纯型巨乳症宜行缩乳术，复杂型巨乳症应采用彻底切除病变组织一期乳房成形术，因此鉴别诊断单纯型和复杂型巨乳症尤为重要，超声检查是诊断巨乳症、选择治疗方案、判断预后及术后复查的首选影像学检查方法，钼靶和MRI检查不作为首选。

【比较影像学】

超声检查是诊断巨乳症、选择治疗方案、判断预后及术后复查的首选影像学检查方法。

参 考 文 献

綦映芬, 沈寒蕾, 2004. 巨乳症临床与病理学观察 [J]. 临床与实验病理学杂志, 20 (3): 292-294.

彭玉兰, 魏兵, 2015. 青春期巨乳症超声和病理特征对比研究 [J]. 中华超声影像学杂志, 14 (2): 128-130.

唐利立, 刘少华, 2001. 单纯型和复杂型巨乳症的诊断及治疗 [J]. 中国普通外科杂志, 10 (2): 169-172.

Dancey A, Khan M, D awson J, et al. 2008. Giantomastia aclassification and review of the literature [J]. Journalof Plastic [J]. Reconstructive & Aesthetic Surgery, 61 (5): 493-502.

第八节　隆胸术后改变

【临床与病理】

隆胸术是一种常见的整形美容手术, 近年来越来越受到爱美女性的重视。常见的隆胸术是通过注射自体脂肪、人造脂肪或置入假体的方法将乳房增大。人造脂肪注射隆胸因为其术后出现严重并发症, 注射物移位及其神经毒性、致癌性等原因于2006年国家禁止使用, 所以本章节仅讨论自体脂肪注射隆胸及假体置入隆胸。

自体脂肪注射隆胸是通过抽取自身的皮下脂肪, 经过离心后, 采用多隧道、多层次、多点的方式分散注射至双侧乳房从而达到隆胸的目的, 通常抽吸腹部、髂腰、大腿部等部位脂肪颗粒。假体置入隆胸术是通过手术把假体置入乳腺体与胸大肌之间, 是目前应用最为广泛的一种隆胸方法。

【影像学表现】

（一）自体脂肪注射隆胸术

1. 超声表现　腺体层与胸大肌之间可见无回声或低回声区, 内部回声较均匀, 边界清, CDFI粗血流信号。

2. X线表现　乳后区均匀或不均匀的片状等密度、略高密度或略低密度影, 与正常乳腺腺体结构分界不清, 密度与隆胸时间长短有关。若注入的脂肪发生液化坏死形成积油囊肿, 可出现薄壁圆形或类圆形的透亮影, 其壁可伴钙化。

3. MRI表现　乳后区可出现不均匀的片状脂肪信号影, T_1WI呈高信号、T_2WI呈高信号, 脂肪抑制序列信号减低。

（二）假体置入隆胸术

1. 超声表现　假体呈半球形, 位于正常乳腺腺体与胸大肌之间, 内部呈无回声, 透声好（图4-8-1）。

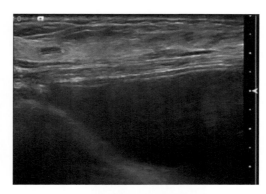

图4-8-1 隆胸术后超声声像图，可见腺体层与胸肌之间的假体

2. X线表现 与假体常用填充物材料有关，如液态硅胶及水凝胶假体表现为乳后区半球形的高密度影，边缘光滑锐利；而盐水型假体呈中高密度，并可见高密度的注入口（图4-8-2）。

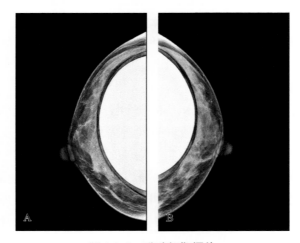

图4-8-2 乳腺钼靶摄片

A.右乳头尾位，乳腺X线示半球形高密度假体影，边缘清晰；B.左乳头尾位，乳腺X线示半球形高密度假体影，边缘清晰

3. MRI表现 假体表现为边缘光滑的半球形囊袋状影，假体最外层为包壳，T_1WI及T_2WI脂肪抑制序列均呈低信号，包壳周围由于纤维结缔组织增生可以在3周内形成纤维膜包裹假体，纤维包膜称为外包膜，假体包壳称为内包膜。纤维包壳信号与假体包壳接近，平扫时难以区分，增强扫描纤维包壳可见强化。其内填充物若为液态硅胶假体，则表现为T_1WI中等信号、T_2WI高信号；若为水凝胶假体，则T_1WI为低信号、T_2WI仍为高信号（图4-8-3）。

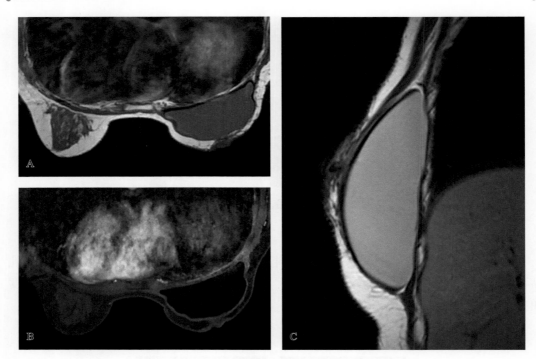

图4-8-3　乳腺假体置入隆胸术后MRI

A.T_1WI序列右乳见半球形中等信号假体影；B.增强扫描未见强化；C.T_2WI序列呈稍高信号

【诊断与鉴别诊断】

隆胸术后影像学可清晰显示假体，不难诊断。临床中影像学对隆胸术后患者最主要的作用是对其并发症的评价。随着时间进展可分为早期并发症和晚期并发症，早期可有出血、感染、位置及形态不佳、气胸及脓胸等。晚期并发症可有假体纤维包膜挛缩、假体包膜破裂、外伤性的感染等。如发生假体纤维包膜挛缩时，会导致乳房变硬及假体球形变形，此时MRI上可见包膜增厚，当薄膜厚度超过3mm且合并有假体球形改变，则可诊断为包膜挛缩；当发生感染时，MRI常可见外包膜破裂，同时假体内容物泄漏，边缘模糊，内部信号不均，假体周围伴气体或脓肿改变。

【比较影像学】

对隆胸术后的检查所应用的常见影像学诊断包括超声、X线及MRI检查。超声及X线检查可以显示隆胸后填充物的位置、形态、分布及与周围腺体组织的关系，简单、方便、经济。MRI检查相对于钼靶X线、超声而言，可以提供更丰富全面的信息，无创、无辐射，而且可以在早期阶段发现并发症，对临床及时制订有效的治疗方案有较为显著的帮助，从而避免患者因延误治疗而造成不可挽回的损失。

参 考 文 献

陈燕，2016. 28例隆胸术后数字化乳腺摄影影像学分析［J］. 青海医药杂志，46（1）：48-50.

崔文静，董晓燕，钟弋，等，2018. 乳腺硅胶假体植入术后并发症的MRI表现［J］. 中国CT和MRI
　　杂志，16（09）：44-46，60.

刘亚非，刘东篱，周云，等，2018. 自体脂肪注射隆乳术的临床应用分析［J］. 中国医疗美容，
　　8（1）：6-9.

Seiler SJ，Sharma PB，Hayes JC，et al，2017. Multimodality Imaging-based Evaluation of Single-Lumen
　　Silicone Breast Implants for Rupture［J］. Radiographics，37（2）：366-382.

第九节　男性乳腺发育

【临床与病理】

男性乳腺发育，亦称男性乳腺增生、男乳肥大，是男性乳腺良性增生性疾病，常见青春期及50～80岁者，占男性乳腺疾病的82%，多发生于双乳，亦可发生于单侧。正常男性乳房由脂肪、纤维组成，少数人含有少量腺体成分。青春期时男性乳腺可出现一过性导管及间质增生，随后萎缩、退化，如腺体持续存在或发育则提示异常。

男性乳房发育的发病机制尚不明确，一般认为与雌激素过量、雄激素缺乏、雌性激素受体功能缺陷、乳腺对雌性激素敏感性提高等有关。按照病因可分为特发性发育和继发性发育两大类。特发性男性乳腺发育症无明显诱因，继发性男性乳腺发育症诱因较多，常见于肝肾功能障碍、肿瘤、酗酒、激素应用过量等导致性激素代谢障碍等情况。

病理上可见乳腺导管数目和上皮细胞呈不同程度的增生，伴导管周围纤维间质增多，无小叶形成，部分区域导管上皮增生明显呈乳头样改变。

【影像学表现】

（一）超声表现

男性乳腺发育表现为皮下脂肪组织与胸肌之间的腺体组织回声，内部回声均匀，可单侧发生（图4-9-1）。

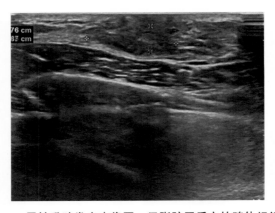

图4-9-1　男性乳腺发育声像图，示脂肪层后方的腺体组织回声

（二）X线及CT表现

正常男性乳房表现为脂肪密度影为主，内见少许纤维索条影，若存在少许腺体成分，表现为乳晕后小斑片状密度增高影。男性乳腺发育者乳腺腺体增多，其内可见斑片状、絮状、团块状、结节状致密影，一般边界模糊，呈团块状及结节状者边界较清晰；灶周可见树枝样凸起呈放射状伸入周围脂肪组织内，部分患者可见乳头内陷（图4-9-2）。

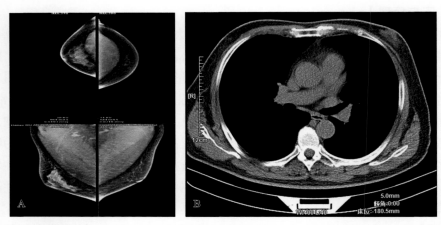

图4-9-2　左乳男性乳腺发育，左乳腺体增多，钼靶检查（A）及CT平扫（B）见左侧乳腺区斑片状软组织密度影，边界不清

（三）MRI检查

男性异常发育腺体信号与正常乳腺组织信号及强化程度相同，信号均匀，边界清晰或不清晰，增强扫描轻度较均匀强化（图4-9-3）。

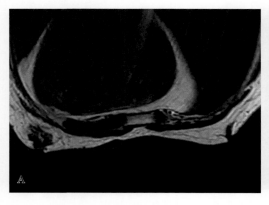
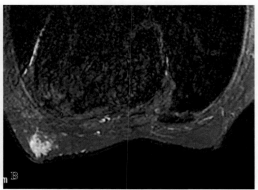

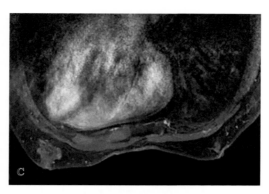

图4-9-3　右乳男性乳腺发育MRI检查，右乳腺体增多，可见斑片状T$_1$WI等信号（A）、T$_2$WI混杂高信号影（B），增强扫描未见明显强化（C）

【诊断与鉴别诊断】

男性乳腺发育诊断要点：①双侧或单侧乳腺腺体增多，X线及CT上可见斑片状、絮状、团块状、结节状致密影，灶周可见树枝样突起呈放射状伸入周围脂肪组织内；②MRI检查信号及强化方式与正常乳腺腺体相同。

男性乳腺发育需要与假性男性乳腺发育症及男性乳腺癌相鉴别。①假性男性乳腺发育症：多发生于肥胖老年男性，表现为双乳皮肤脂肪丰满，质软，边界不清晰，未触及明显肿块，影像学检查显示为脂肪组织，无明显腺体组织。②男性乳腺癌：好发于老年人，发病率占乳腺癌的1%，多为单发于乳晕下、偏离乳头区，呈孤立结节，质韧，形态不规则，呈分叶状，边缘见"毛刺征"，灶内有时可见簇状钙化，患者多有家族史。可伴有皮肤增厚，乳头内陷、腋淋巴结肿大等间接征象。当二者难以鉴别时可进行穿刺活检确诊。

参 考 文 献

鲍润贤，2002. 中华影像医学，乳腺卷［M］. 北京：人民卫生出版社.

杜红文，张蕴，张月浪，等，2001. 男性乳腺发育症的临床X线分析［J］. 中国医学影像学杂志，9（5）：326-328.

李桂萍，刘洁华，李汉茹，2003. 男性乳腺发育症的钼靶X线诊断［J］. 中国医学影像技术，19（8）：1058-1059.

第5章

乳腺恶性疾病

第一节　乳腺恶性疾病总论

乳腺恶性肿瘤中约98%为乳腺癌（breast carcinoma），近年来发病率呈逐渐上升趋势。已成为威胁我国女性健康的最主要的恶性肿瘤之一。早期发现、早期诊断和早期治疗是改善乳腺癌预后的重要因素。

一、病因

（一）年龄

年龄与乳腺癌的发生紧密相关，女性乳腺癌的发病率随年龄增长而增加。据统计，乳腺癌的发病年龄有两个高峰：一个是在绝经前，45～50岁；另一个是在绝经后，65～70岁，平均年龄为50岁。25岁以下女性极少患乳腺癌，发病率约为0.2%。

（二）遗传和家族史

遗传因素是影响乳腺癌发病的重要危险因素。乳腺癌遗传易感性主要表现在乳腺癌发病的家族聚集性，患病者易感基因可以来自父母的任意一方。突变基因携带者患乳腺癌的风险明显增加，且发病年龄会提前5～10年。此外，*p53*基因突变同样增加乳腺癌发生的风险。而家族性乳腺癌是指乳腺癌在一个家系中的遗传倾向性代代相传，构成肿瘤家族聚集现象，同时可累及双侧（如乳腺癌、卵巢癌等）或其他器官，占全部乳腺癌的5%～10%。其根本原因是遗传基因突变或变异，表现为原癌基因的激活或肿瘤抑制基因的失活，目前只清楚其中50%与*BRCA1*和*BRCA2*有关。

（三）饮食与环境因素

饮食因素对乳腺癌的发生不容忽视。高脂肪、高动物蛋白及低纤维饮食，可显著增加乳腺癌的发病风险。另外一般认为体重和乳腺癌的发生亦呈正相关，尤其是绝经后的肥胖者，肥胖者乳腺癌的发生率是非肥胖者的3.5倍。主要原因是脂肪堆积过多，雌激素分泌增加，刺激乳房增生，从而形成癌。

环境因素被公认是乳腺癌发病率上升的另一外源性因素，主要指人工合成化学污染物和现代工业排放物等。这些被统称为持久性有机污染物，其代表物为二噁英和多氯联苯。持久性有机污染物都具有环境雌激素效应，是由芳烃受体介导，还可以通过与雌激素受体"对话"来干扰雌激素信号传导。由于它们的化学性质都很稳定，在体外和体内都不易分解，因而可以通过食物链在人体内蓄积，并且在体内不与性激素结合球蛋白结合，以游离状态存在，可以产生更强的生物效应。一些化合物本身还有化学致癌活性，但是，至今在人群研究中无法证实体内有机物浓度升高和乳腺癌发生风险的相关性。

（四）乳腺良性疾病史

患有乳房良性疾病（如乳腺囊性增生症、纤维腺瘤及导管内乳头状瘤）的女性发生乳腺癌的危险性高于正常女性的 3 ～ 5 倍。

（五）激素水平

1.内源性雌激素　初潮年龄早（＜ 12 岁）、停经年龄晚（＞ 55 岁）、第一胎足月妊娠年龄大（＞ 30 岁）及生育少或不生育是公认的乳腺癌风险因素。雌激素中雌酮及雌二醇对乳腺癌的发病有直接影响；雌三醇、黄体酮及泌乳素在乳腺癌发病过程中有一定的关系，但各种激素间的相互关系尚未完全清楚。泌乳素也是促进乳腺生长的激素，是否致癌仍有争议，但其与乳腺癌进展及转移有关联。绝经后的女性患乳腺癌者，较绝经后健康女性体内的总雌激素水平平均高 15% ～ 24%。乳腺癌的发生还与生长激素有关，黄体酮诱导的生长激素可以在乳腺肿瘤及乳腺增生的上皮区域产生，这表明乳腺组织局部产生的生长激素，可以通过自分泌或旁分泌作用参与肿瘤的发生。

2.激素替代与口服避孕药　西方绝经后女性较多使用激素替代疗法（hormone replacement therapy，HRT）来缓解更年期综合征，降低骨质疏松和结肠癌风险。但近年来的资料表明HRT并没有心血管方面的益处，反而会增加心血管事件、血栓和卒中等的风险。一般认为，女性使用HRT 5年后患乳腺癌风险率将增高35%，停用HRT 5年后，发病危险恢复至正常水平。同时使用雌激素和孕激素的HRT被认为有更高的乳腺癌发生风险。

3.其他激素　雄激素可以通过直接促进乳腺癌细胞增殖的作用或间接转化为雌激素后增加乳腺癌发生的风险。

（六）其他因素

精神抑郁、生活极不规律、压力过大、保健品过量摄取、治疗高血压、病毒感染、甲状腺及前列腺的药物、糖尿病、肥胖及微量元素缺乏等均可以增加患乳腺癌的风险。

二、流行病学调查

（一）我国乳腺癌发病及死亡分析

乳腺癌是威胁我国女性健康的最主要恶性肿瘤之一，我国女性乳腺癌发病和死亡例数分别占全球发病率和死亡率的11.2%和9.2%，在世界范围内位居前列，仅次于美国，且近20年来发病率与死亡率增长迅速，防控形势严峻。

21世纪以来，我国女性乳腺癌发病率在城市和农村地区均呈持续上升趋势，且农村地区上升幅度更加明显。导致这种结果的原因可能与我国近年来城镇化进程的加速及社会经济的高速发展所伴随的居民生活行为方式、饮食习惯改变、人口老龄化、环境污染等危险因素暴露增加，以及我国乳腺癌筛查工作开展较晚有关。

（二）全球乳腺癌发病及死亡分析

近年来，女性乳腺癌的发病率和死亡率呈持续上升趋势，并且趋向年轻化。全球范围内乳腺癌每年新发病例约167.1万人，每年死于乳腺癌患者约52.2万人。据统计，全球乳腺癌发病率每年以2%的速度增长，其中东欧国家增长速度普遍较西欧国家快。从世界范围来看，乳腺癌已经成为全球女性首发的恶性肿瘤。

（三）乳腺癌流行病学特征

1.人群分布　乳腺癌女性多见，男性少见，全球男女比例约1∶100，黑种人比例最高，白种人最低。全球女性乳腺癌的年龄死亡率差异亦十分明显。在美国，女性乳腺癌患者在55～64岁死亡病例数最多，其中位死亡年龄在68岁。在德国，乳腺癌死亡病例多集中在50～69岁。在澳大利亚，年龄死亡率在60～64岁达到高峰。在日本，死亡高峰年龄多集中在55～59岁。在韩国，女性乳腺癌患者的死亡年龄多集中在60～64岁。在中国，乳腺癌的死亡率在55～59岁达到高峰，随后略有下降，在70岁以后，死亡率随年龄的增长而迅速升高。乳腺癌的发病率存在一定的种族差异。*BRCA2*基因种系突变，可能是犹太人乳腺癌发病率较高的一个原因。我国少数民族乳腺癌发病率都很低，以藏族最低。

2.地区分布　乳腺癌发病率在全球各地之间存在显著性差异，北美、西欧、北欧为高发地区，亚洲和非洲的发病率最低。在我国，沿海城市是乳腺癌的高发区，以上海地区最为显著。随着我国城市化进程的发展，国内乳腺癌的发病率将进一步升高。

三、临床表现

女性患乳腺癌的早期并无明显的症状，通常只会出现乳房隐痛或者钝痛，且这种疼痛的情况不会伴随着月经周期而发生变化。当乳腺癌发展至晚期时，会出现较为剧烈的疼痛，并可能会放射到肩臂部。

（一）乳房疼痛

乳腺癌一般是无痛的，如果女性在绝经后出现乳房疼痛且乳腺增厚时，患乳腺癌的概率增高。

（二）乳房肿块

乳腺癌最常见的症状就是乳房肿块，很多患有乳腺癌的女性乳房肿块都是首发症状。乳腺癌多发生在乳房外上象限，一般乳房肿块常见于单侧的乳房，双侧的乳房肿块比较少见。肿块的大小常与发病时间长短及被发现的早晚有关。当发病部位较浅时，可触及1cm甚至0.5cm左右大小的肿块。大多数肿块为实质性，触诊常较硬，当肿块体积较小或位于深部时，周围被脂肪组织包裹，触诊时会有柔软的感觉。当肿块较小时，活动度较大，有类似良性肿块的表现，晚期肿块侵犯胸大肌筋膜，活动度降低。

（三）局部皮肤改变

因患乳腺癌而引发的局部皮肤异常改变的状况，与乳腺癌出现的位置及程度有一定的关系。具体表现为以下几点。第一，皮肤会出现粘连；第二，皮肤出现浅表性静脉曲张；第三，皮肤会出现发红的情况；第四，皮肤出现水肿。晚期的乳腺癌患者还会出现破溃的情况，并呈现出菜花样改变。同时，乳腺癌也会对皮肤进行直接性侵犯，并引发皮肤溃疡。这种情况会伴随一定程度的细菌感染，并发出难闻的气味。

（四）腋淋巴结肿大

女性在患乳腺癌之后，随着病情逐步发展，会侵入到淋巴管中，并朝着局部淋巴引流区进行转移，发生率为50%～60%。当患乳腺癌早期即可出现淋巴结转移的情况，患者通常情况下触摸不到腋窝和锁骨淋巴结。当乳房中的肿块发生恶化之后，将会触及腋窝和锁骨淋巴结变大，且质地变得更硬，活动性也会逐渐降低。当肿大淋巴结发生融合的情况，将会增大远处转移的可能性。

（五）乳头溢液

通常来说，在患有乳腺癌的女性中，发生乳头溢液的情况比较少见，发生的概率一般低于10%，但当乳腺癌的病理类型为乳腺导管内癌时，较易出现乳头溢液的情况。有时当乳头发生溢液时，并不能明显地感觉到肿块的存在，这时乳头溢液可能是早期乳腺导管内癌的临床症状。另外，当乳头发生导管内乳头状瘤恶变或湿疹样癌时，也会出现乳头溢液。乳头溢液的情况大多出现在单侧乳房的乳管口，乳腺癌患者的乳头溢液可能自动溢出也可以伴随挤压而被动溢出，且性质多见血性或浆液血性。对于50岁以上的女性，有单侧、单孔导管溢液者，应警惕乳腺癌的可能。

（六）乳头异常改变

当乳晕或乳头发生改变时，乳腺中的导管系统或纤维组织可能会出现挛缩和乳头扁平甚至凹陷的情况，一直到乳头完全凹陷入乳晕中。有时也可能出现两侧乳头不在一条水平线上或整体抬高的情况。当乳头发生异常改变时，大多会表现为乳头回缩或糜烂。

四、实验室检查

（一）生化检查

早期无特异性改变，晚期累及其他脏器时，可出现相应的生化指标的变化，如多发骨转移时，可出现碱性磷酸酶升高。

（二）肿瘤标志物检测

常见的有CEA、CA153等，因其缺乏特异性，实验室检查尚不能作为乳腺癌的诊断方法，仅在肿瘤治疗后的随访过程中起到一定的监测作用。

（三）乳腺超声检查

乳腺超声检查为无创性，患者无痛苦、无放射性损伤。鉴别囊、实性病变的准确性可高达96%～100%。随着软、硬件技术的不断开发，弹性超声及超声造影技术的应用，超声对于乳腺癌的检出和定性已经提高到新的水平，成为30岁以下、妊娠期及哺乳期女性的首选检查手段。但超声对于1cm以下的小乳腺癌、微钙化、结构扭曲等非肿块性病变的检出和定性仍有一定的局限性，且超声诊断的敏感性和特异性受操作者个人经验的影响较大。

1.典型灰阶超声　肿块型乳腺癌典型表现为不规则形肿块，回声不均匀，多为低回声，少数呈等或强回声，当内部出现液化坏死时，可见肿块内不规则无回声或更低回声。肿块边界多模糊，可见毛刺、无包膜，常呈蟹足样向周围组织浸润性生长，少数可见强回声晕征。纵径多数大于横径，纵横比＞1，为乳腺癌诊断的重要指标。超声对微钙化显示敏感性较低，可表现为微粒状强回声光点，后方伴或不伴声影。非肿块型乳腺癌超声多表现为不均匀低回声区域，边界欠清，伴或不伴血流信号，与增生性病变有时鉴别较难。

2.彩色多普勒　乳腺癌肿块内部及周边常可探及丰富血流信号，肿瘤内部可见新生血管，呈湍流频谱，可有动静脉瘘现象，阻止指数较高（RI＞0.7），PSV＞20cm/s。

3.超声造影　典型表现为早期向心性不均匀增强、高增强（增强水平高于周围组织），较大病灶内部有时可以看见灌注缺损区，造影后病灶范围较造影前明显增大，边界不清，有时会看见放射状增强造影剂排出过程中出现造影剂滞留现象。

4.弹性超声　乳腺癌类型较多，组织结构不尽相同，导致弹性表现各异。

（四）全自动乳腺容积成像

全自动乳腺容积成像（ABVS）是近年来为乳腺超声检查而研发的三维立体超声成像技术。因其数字化的特征及每个切面均可被标准化存储，无操作者依赖性，并且可后期远程或专家会诊。ABVS可提供全乳的动态扫描，直观全面地显示乳房的解剖。与常规超声及钼靶X线检查相比，ABVS因所采集的图像分辨率高、信息量大而具有更高的病灶检出率，且亦能准确地捕捉乳腺病灶的大小、形态、位置及周围情况。其最大的优点在于可在冠状切面上显示肿块周边的"汇聚"征象，此征象对乳腺疾病的良、恶性诊断具有重要意义。ABVS可帮助区分真正的占位性病变与不均质的片状回声区，有利于乳腺癌周围卫星灶的检出。

（五）乳腺X线摄影检查

乳腺X线摄影检查为乳腺疾病的最基本检查手段，在检出钙化灶方面，具有其他影像学方法无可取代的优势，但对致密型乳腺、近胸壁肿块的显示不佳，且有放射性损害，对年轻女性患者不作为首选检查方法。常规体位包括双侧内外侧斜位（MLO）及头尾位（CC）。对常规摄影体位显示不佳或未包全乳腺实质者，可根据病灶位置选择补充体位。为使病灶显示效果更佳，必要时可开展一些特殊摄影技术，如局部加压摄影、放大摄影或局部加压放大摄影等。

1.直接征象

（1）肿块：乳腺内肿块影视为乳腺癌最常见的X线征象，其在不同体位上均可显示中心较为致密，对其性质的确定可依靠其密度、大小、边界、形态及其动态变化分析。在乳腺X线摄影片上，测量肿块大小时，常将肿瘤周围的炎性或肿瘤浸润、纤维组织增生等包含在测量的范围内，因此X线摄影肿块大小更接近于大体标本瘤体的实际大小。肿块密度通常高于正常腺体密度，且密度不均，表现为块中之块，主要原因为瘤细胞排列紧密，瘤周不等量纤维组织增生，瘤内可能有出血、含铁血黄素沉着、肿块边缘规则及分叶投照时重叠于肿块内等。肿块多呈不规则形态，少数表现为圆形或类圆形，边界模糊不清，可见轻微或明显的毛刺。生长缓慢的乳腺癌，周边可有假包膜形成，从而导致肿块边缘大部分光整，多见于黏液腺癌、髓样癌、囊内乳头状癌等。

（2）钙化：钙化也被认为是诊断乳腺癌较为直接的征象，X线摄影对于显示钙化灶较为敏感，是其他影像学检查方法无法代替的。乳腺癌钙化的形成原因尚不明了，目前存在两种观点：坏死细胞矿化学说及细胞活跃分泌学说。前者认为钙化是癌细胞变性、坏死、钙盐沉积所致；后者认为癌细胞代谢旺盛，有氧和无氧糖酵解比正常细胞活跃，化生过程中产生出 CO_2 及 H_2O，很容易在腺泡和导管内出现钙盐沉积，因为癌细胞内有丰富的钙、磷元素。钙化发生率与肿瘤组织类型有关，容易发生钙化的乳腺癌有导管癌、粉刺样癌、单纯癌、大汗腺癌等；黏液腺癌及良性肿瘤恶变等则较少合并钙化。

2.间接征象

（1）大导管征：X线显示导管直径＞0.5cm，脂肪型乳腺中较易显示，但并不多见，其原因是由数条导管粘连所致，即导管原发癌所致导管扩张以及癌浸润导管形成"癌桥"而组成X线的大导管征。

（2）漏斗征：大导管征进一步增粗、增密，乳头进一步牵拉凹陷，形成前宽后窄的三角形征象。此征象在乳腺良、恶性疾病中均可出现。

（3）异常血管影：血管外形较为特殊，呈纡曲扩张、密集连成网状分布或可沿周围呈放射状密集排列，但需要与肝或心脏病变引起的血管扩张相鉴别。另外，大乳房及哺乳期的血管扩张勿误认为异常血管影。

（4）皮肤增厚：当肿瘤越过浅筋膜浅层和皮下脂肪层后，可侵犯局部皮肤，或由于肿瘤周围血供丰富、静脉淤血及淋巴回流受阻等原因，致使局部皮肤增厚超过正常范围，其癌变征象表现为皮肤表面粗糙、淋巴管容易显示、增厚速度较快。皮肤增厚常伴皮肤凹陷存在，可使邻近库珀韧带增厚及缩短，导致皮肤凹陷，形成"酒窝征"。

（5）牛角征：乳腺悬韧带增生、扭曲并向上翻起，状如"牛角样"。正常乳腺悬韧带不显影或呈细锯齿状，＜1mm，某些良性疾病也可以引起牛角征。

（6）塔尖征：由于癌细胞沿淋巴结扩散形成癌栓，肿瘤周围淋巴管扩张产生细条状高密度影，当这种征象发生在顶尖部的粗大淋巴管时会形成"塔尖状"征象，此种征象在判断肿瘤性质以及有无淋巴结转移时有重要参考意义。

（六）乳腺MRI检查

乳腺MRI已成为乳腺检查重要的补充方法。MRI诊断乳腺疾病的敏感性和特异性分别为86%～100%和37%～97.4%。

1. MRI常规检查　乳腺癌一般表现为不规则形肿块，边界模糊不清，边缘呈毛刺状或放射状，脂肪信号降低，同时可见皮肤增厚、乳头凹陷等征象。导管原位癌常呈导管或节段性强化检查时，乳腺癌的强化方式多由边缘环状强化向中心扩展强化，呈向心样强化（肿块型），或呈导管或节段性强化（非肿块型），乳腺MRI动态增强时间-信号强度曲线主要表现为3种类型：渐增型、平台型、流出型。一般来说，渐增型多提示良性病变，流出型多提示恶性病变，平台型可为良性也可为恶性。因此，绘制时间-信号曲线有助于鉴别乳腺疾病的良、恶性。

2. DWI　是目前唯一能观察活体水分子微观运动的无创成像方法，通过监测组织中水分子的扩散状态，在分子水平反映组织病理生理情况。1997年，Englander等首次应用DWI诊断乳腺癌。当组织中水分子扩散受限时，表观扩散系数（apparent diffusion coefficient，ADC）较低，DWI表现为高信号。ADC值对细胞密度、细胞膜完整性及细胞微结构较为敏感，可应用于乳腺良、恶性疾病的鉴别及新辅助化疗疗效的评估。

3. MRS　^{1}H-MRS检测时，大多数乳腺癌总胆碱或胆碱浓度升高，在质子波谱化学位移3.2×10^{-6}处形成波峰。乳腺癌总胆碱或胆碱浓度升高是由于肿瘤细胞增殖时细胞膜大量合成所引起，胆碱峰值与肿块大小相关，胆碱水平在肿块样病变中明显高于非肿块样病变。胆碱峰也可出现在一些良性病变中，如管状腺瘤，或出现在正常的哺乳期乳腺，但是水平往往低于恶性病变。此外，对乳腺癌患者也可进行^{31}P-MRS检测，在癌组织中，PMEs和PDEs的含量高于正常组织。

（七）PET-CT

PET-CT利用正常组织与肿瘤组织代谢上的差异来对肿瘤进行诊断，具有较高的诊断敏感度和特异度，在检查前静脉注射^{18}F-FDG以达到良好的显像效果，能够反映乳腺癌的形态结构和病理生理信息。同时可以评价肿瘤淋巴结转移及全身转移（N分期和M分期），为后期治疗方案的选择提供依据。

（八）乳腺肿块活组织检查

根据美国放射学会发布的乳腺影像和报告数据系统（ACRBI—RADS），分类在4级或4级以上的病灶被怀疑为恶性，建议进行穿刺或手术明确病理。最新《中国抗癌协会乳腺癌诊治指南与规范》（2017年版）推荐对有条件的单位积极提倡在手术前进行影像引导下的微创活检。近些年来，患乳腺疾病的患者接受穿刺活检比例逐年上升。超声引导下穿刺活检术的安全性、准确性和经济效益在临床数据的研究中都得到了验证。有文献报道，超声穿刺活检后很少发生针道的肿瘤种植及转移，并不会增加局部的复发率。少数患者穿刺后按压不良会出现血肿情况，但未见报道证实血肿会影响乳腺癌患者的预后生存。如病灶在临床体格检查中无法触及，并且在钼靶及超声检查中未明确显示，则应行MRI引导下活检术。MRI引导下定位活检术具有精确定位取样的优势，但也存在操作复杂、价格昂贵并需要静脉注射对比剂等缺点，且为有创性操作。如能根据影像学表现排除一部分病灶，则有望减少医疗支出与患者不适感。

参 考 文 献

Carol DE，Jiemin M，Mia MG，et al，2019. Breast cancer statistics［J］. CA cancer journal for clini-cians，69（16）：438-451.

Chang CD，Wei J，Goldsmith JD，et al，2017. Gebhardt，Jim S. Wu. MRI guided needle localization in a patient with recurrence pleomorphic sarcoma and post-operative scarring［J］. Skeletal Radiology，46（7）:975-981.

Chen I，Lorentzen T，Linnemann D，et al，2016. Seeding after ultrasound-guided percutaneous biopsy of liver metastases in patients with colorectal or breast cancer［J］. Acta oncologica（Stockholm，Swe-den），55（5）：638-643.

Chen WQ，Zheng RS，Baade D，et al，2016. Cancer statistics in China，2015［J］. CA：a cancer jour-nal for clinicians，66（2）：115-132.

Chinese Association of Breast Surgery，2019. A consensus statement on the breast-conserving surgery of early-stage breast cancer（2019）［J］. Zhonghua Wai Ke Za Zhi，57：81-84.

Ferlay J，Soerjomataram I，Dikshit R，et al，2015. Cancer incidence and mortality worldwide：sourc-es，methods and major patterns in GLOBOCAN 2012［J］. International journal of cancer，136（5）：E359-E386.

Fernández-García P，Marco-Doménech SF，Lizán-Tudela L，et al，2017. The cost effectiveness of vacu-um-assisted versus core-needle versus surgical biopsy of breast lesions［J］. Radiologia，59：40-46.

Jenkins S，Rowell C，Wang J，et al，2007. Lamartiniere. Prenatal TCDD exposure predisposes for mammary cancer in rats［J］. Reproductive Toxicology，23（3）：391-396.

Kota K，Megumi H，2018. Breast cancer incidence rates in the world from the Cancer Incidence in Five Continents XI［J］. Japanese journal of clinical oncology，48（7）:701-702.

Martaindale SR，2018. Breast MR Imaging：Atlas of Anatomy，Physiology，Pathophysiology，and Breast Imaging Reporting and Data Systems Lexicon［J］. Magn Reson Imaging Clin N Am，26（2）：179-190.

Partridge SC，McDonald ES，2013. Diffusion weighted magnetic resonance imaging of the breast：proto-col optimization，interpretation，and clinical applications［J］. Magn Reson Imaging Clin N Am，21（3）：601-624.

Steven SC，Cypel Y，2019. Epidemiology of Breast Cancer in Women［J］. Advances in experimental medicine and biology，1152:9-29.

Zuo TT，Zheng RS，Zeng HM，et al，2017. Female breast cancer incidence and mortality in China，2013［J］. Thoracic cancer，8（3）：214-218.

第二节 乳腺原位癌

乳腺原位癌是患者的上皮细胞出现异常增生，但未超出其基底膜的相关病变，可在乳腺小叶或导管中出现，分别称为导管原位癌、小叶原位癌。美国发布的数据显示，在所有年龄阶段，总的发病率为（14.4～25.8）人/10万，在我国发病率约为 23.9 人 /10 万。随着年龄增长，发病率越来越高，70 ～ 79 岁达到高峰，40 岁之前约 3.4/10 万，40 ～ 49 岁约 37.9/10 万，50 ～ 59 岁约 57.9/10 万，60 ～ 69 岁约 81.8/10 万，70 ～ 79 岁约 84.3/10 万，80 以上约 47.4/10 万。2012 年世界卫生组织（WHO）乳腺肿瘤分类将其归为癌前病变范畴。

一、乳腺导管原位癌

【临床与病理】

乳腺导管原位癌（ductal carcinoma in situ，DCIS）又称为导管内癌，导管上皮内瘤变，是一种局限于乳腺导管 - 小叶内的肿瘤性病变，其特征是上皮细胞增生，细胞非典型性从轻微到明显，有发展为浸润性乳腺癌的倾向。

在乳腺钼靶摄影时代，DCIS 占新诊断乳腺癌的 20%。从 2003 年到 2007 年筛查的每千名女性检出 DCIS 的概率为 1.57 ～ 1.65，而筛查检出的浸润癌概率为 5.44 ～ 5.50。有学者研究发现，手术后加以内分泌治疗及放、化疗之后 PCIS 的复发率是 0.5% ～ 1%。

2012 年 WHO 乳腺肿瘤分类中将 DCIS 组织病理学分为 4 种。

1. 低核级 DCIS　由小的单一性细胞组成，实性生长方式呈微腺泡状，周围细胞排列成小细胞外管腔形成菊形团样外观。细胞核大小一致，染色质均匀，核仁不明显，核分裂象罕见。与其他亚型相比，全部呈微乳头结构的 DCIS 可能更容易广泛分布，跨越乳房多个象限。

2. 中等核级 DCIS　细胞大小、形态和分布呈轻到中等程度改变，染色质粗细不均，核仁明显或不明显。细胞极向并不像低级别细胞核 DCIS 那么明显。可见核分裂象。可出现点状或粉刺样坏死。

3. 高核级 DCIS　由高度非典型性的细胞组成，常形成实性、筛状或微乳头状结构。细胞核明显多形性，极向差，染色质粗大、块状、形状及分布不规则，核仁明显。特征性改变为粉刺样坏死，管腔内有大量坏死性碎屑。

4. 少见类型　少数 DCIS 由大汗腺细胞、印戒细胞、神经内分泌细胞、梭形细胞、鳞状细胞或透明细胞构成。这些少见类型没有公认的分级标准。

在广泛使用筛查乳腺 X 线钼靶摄影检查前，DCIS 常常在患者出现乳房肿块或血性乳头溢液时被诊断出来。然而，截至今天，大多数病变都是在常规筛查乳腺 X 线摄影照片上检测到的。它们最常见于微钙化（76%）或有时作为肿块 / 软组织密度（11% ～ 13%）发现。DCIS 的临床症状包括可触及肿块，伴或不伴有肿块的病理性乳头溢液，以及乳头 Paget 病。但是，80% ～ 85% 的 DCIS 无临床症状，需靠乳腺 X 线钼靶摄影检查才能发现，另外 5% 的病例是因其他乳腺疾病进行活检而偶然发现。

【影像学表现】

（一）超声表现

1.非肿块型DCIS　病灶处为不规则的片状低回声，伴有或不伴有微钙化，边界不清，在部分病灶内存在囊性病变，部分病灶周围存在导管扩张。

2.肿块型DCIS　病灶为实性结节或囊性结节，其形态不规则，边界可清晰或不清晰，内部回声不均或均匀，大部分存在微钙化，大部分病灶内部及周围存在血流信号，伴有高阻力型的相关动脉频谱（图5-2-1）。

微小钙化是DCIS的主要特征，钙化形态呈砂砾状、颗粒点状或成簇针尖状。

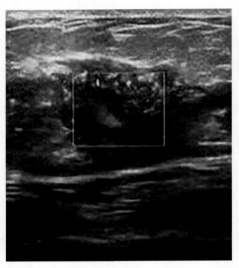

图5-2-1　乳腺原位癌超声声像图，右乳8～9点钟位距乳头约4cm处腺体层内片状低回声区，范围约2.4cm×1.3cm×1.4cm，边界不清，形态不规则，无立体感，内见密集的强回声光点散在分布

（二）ABVS表现

DCIS在ABVS中冠状面的检出率优于二维超声，主要表现为明显的沿导管走行的多发散在的微钙化，无肿块形成，但在冠状切面可更直观、更全面地显示病灶形态、范围等。

（三）X线表现

典型的密集微小钙化灶是乳腺导管原位癌的特征性改变，恶性钙化表现为多形性和不均质性钙化、线样或线样分支状钙化，恶性钙化的分布一般为簇状、线样、段样改变。当其表现为非肿块类型时，钼靶上除微小钙化外仅表现为乳腺结构紊乱。此外，部分乳腺导管原位癌在钼靶片上还可表现为肿块样改变，同时肿块后方多伴有模糊的"鼠尾状"改变（图5-2-2）。

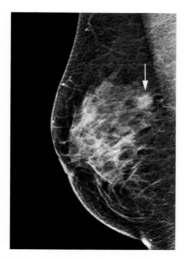

图5-2-2　乳腺原位癌钼靶X线示：右乳外上象限腺体内见一类圆形稍高密度结节影（箭头所示），大小约1.3cm×1.1cm，边缘不清，呈毛刺状，其内见多枚不定形钙化

（四）MRI表现

平扫DCIS多为T_1WI等信号，T_2WI等信号，有时可出现T_2WI上导管状扩张的高信号，平扫信号无特征性，非肿块性强化是DCIS在MRI上的特征性表现，TIC曲线表现为Ⅱ～Ⅲ型，以Ⅱ型最多见（图5-2-3）。病理表现见图5-2-4。

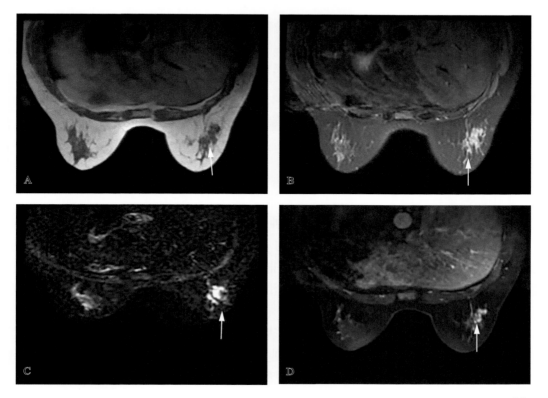

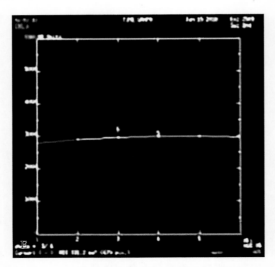

图5-2-3　乳腺原位癌MRI增强扫描

A. T₁WI示右乳腺外上象限可见一等信号结节影（箭头），大小约2.1cm×1.8cm，边缘毛糙，形态不规则；B. T₂WI示结节呈稍高信号；C. DWI示结节呈高信号；D.增强扫描病灶明显不均匀强化；E.动态增强时间－信号曲线呈平台型

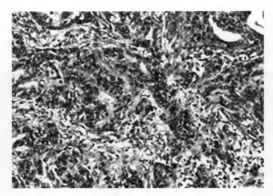

图5-2-4　病理HE染色，中核级导管内原位癌

【诊断与鉴别诊断】

DCIS需要与导管内乳头状瘤及肉芽肿性乳腺炎相鉴别。

1.导管内乳头状瘤（breast intraductal papillomatosis，BIDP）　其影像学表现与DCIS相似。在MRI上DCIS与BIDP均以非肿块样强化为主，DCIS主要表现为段样强化或区域状强化，而BIDP主要表现为沿乳腺导管分布的小结节状强化及导管样强化，多伴导管扩张。

2.肉芽肿性乳腺炎（GM）　当DCIS表现为非肿块样表现时需与GM非肿块型进行鉴别。在MRI上非肿块性GM多表现为不均匀强化伴多发环形强化，并且GM患者乳头内陷较多见。确诊仍有赖于病理诊断。

【比较影像学】

高频超声作为乳腺疾病常用检查方式在DCIS的诊断上应用越来越广泛，尤其适用于伴钙化的DCIS。ABVS通过自动扫查获取乳腺组织的横断面、纵断面及冠状面图像信息，不仅能对肿块进行多角度观察评估，还能提高超声对微钙化（尤其是无肿块的微钙化）的检出率。钼靶可清楚地显示乳腺内各种形态钙化，特别是针尖样大小钙化及腺体结构紊乱、乳房肿块等，并可清晰显示病变特征及病变与周围组织的关系；MRI具有良好的软组织分辨率，可多方位成像，加之动态增强技术、脂肪抑制技术的应用，可准确显示病灶范围、边缘、周围组织受累状况、有无淋巴结转移、与周围组织的关系、病灶血流灌注，更好地进行肿瘤术前分期，对临床确定治疗方案有指导意义，对微小病灶的诊出率较高。临床上可将几种检查手段联合应用，以提高DCIS诊断准确性。

二、乳腺小叶原位癌

【临床与病理】

乳腺小叶原位癌（lobular carcinoma in situ，LCIS）来自终末导管-小叶单元上皮细胞，癌细胞充满轻度扩张的小叶腺泡，小叶结构尚存，局限于基底膜以内。国内一项包含1020例乳腺癌患者的调查研究发现，LCIS仅占乳腺癌的0.3%，多发生于绝经前女性。乳腺LCIS的发病率低，起病隐匿，具有多中心性、多灶性、癌变率低和癌变周期长等特点，预后较好。

LCIS病理上分为经典型、旺炽型、多形型。

LCIS的临床表现隐匿，一般不形成可触及的肿块，大多在空芯针穿刺检查或乳房良性肿块切除活检时被偶然发现。30%为多灶性（一个以上LCIS发生于同一象限），70%为多中心性（一个以上LCIS发生于不同象限），约30%的LCIS累及双侧乳腺，常为多中心性。

【影像学表现】

（一）超声表现

多表现为成簇细小钙化，也可表现为肿块，呈不规则形，低回声，水平位生长（图5-2-5）。

（二）X线表现

由于LCIS的瘤样变细胞不具备细胞外分泌功能且无坏死，因此受累小叶无钙沉积，所以乳腺钼靶X线摄影图像上所见的钙化点总位于良性组织范围内，而LCIS则位于邻近外观正常的乳腺组织内（图5-2-6）。

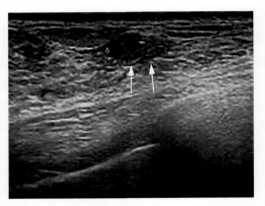

图5-2-5　乳腺小叶原位癌超声声像图：左乳3点钟位距乳头3.5cm处腺体层内见低回声区（箭头），范围约2.0cm×0.9cm，形态不规则，边界清晰，未见血流信号

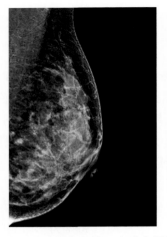

图5-2-6　同一患者钼靶X线示左乳未见异常改变

（三）MRI表现

T_1WI为低信号、T_2WI为高信号或稍高信号，增强扫描多为非肿块样强化，TIC曲线为Ⅲ型（图5-2-7）。病理表现见图5-2-8。

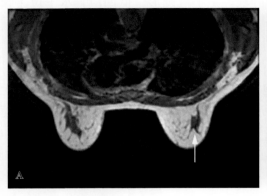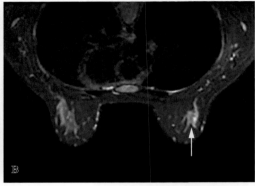

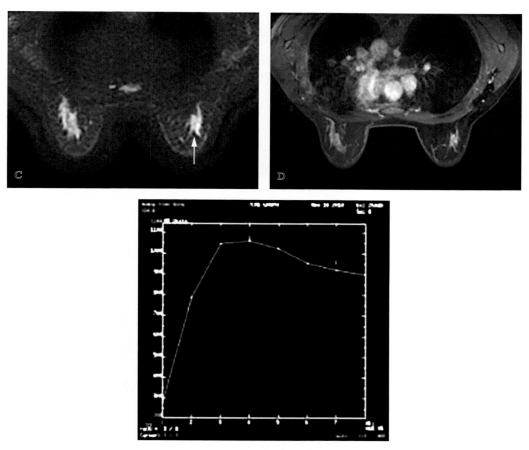

图5-2-7 同一患者MRI增强扫描

A. T$_1$WI示左乳腺外象限可见一不规则低信号结节影（箭头），大小约2.5cm×1.5cm，边缘毛糙；B. T$_2$WI示肿块呈不均匀稍高信号；C. DWI示肿块呈稍高信号；D.增强扫描病灶明显强化；E.动态增强时间-信号曲线呈流出型

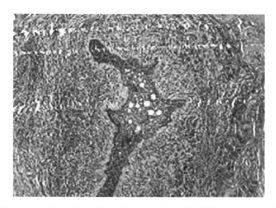

图5-2-8 病理HE染色：病灶内见局灶小叶大部分腺泡膨胀，其内充满增生的腺上皮，细胞大小形态较一致，符合小叶原位癌

【诊断与鉴别诊断】

由于LCIS患者多无临床症状，故对于LCIS的诊断多是在体检时发现，确诊仍需病理及免疫组化。LCIS需与以下疾病相鉴别。

1.导管内原位癌 其影像学特征与LCIS相似，但DCIS可有导管扩张表现，对于鉴别有一定帮助，确诊需借助病理诊断。

2.乳腺小叶非典型增生（ALH） 2012年，WHO乳腺肿瘤分类指南中，肿瘤细胞累及终末导管小叶单位腺泡的50%及其以上时才诊断为LCIS，较少的累及范围被诊断为ALH。在超声上，ALH多表现为椭圆形、边缘光整、方位平行的低回声肿块，多具备良性特征；而LCIS有更高发生乳腺癌的风险，故恶性征象较常见。

3.浸润性乳腺癌 因LCIS也可表现出恶性征象，在临床工作中更要和浸润性乳腺癌相鉴别。浸润性乳腺癌影像表现为不规则、带毛刺的肿块，伴或不伴钙化，增强MRI上呈早期快速强化表现。

【比较影像学】

对于LCIS的筛查，乳腺数字X线摄影由于对钙化的高检出率仍被视为最优选择，但X线对非钙化的病灶敏感性较差。高频彩色多普勒超声能清晰地显示乳房各层软组织，较为直观地反映实质性病灶的形态结构、内部回声、内部血流情况及与相邻组织的关系，并且具有简便、便宜、安全的特点，其已成为检查乳腺疾病的首选方法，但超声对微小钙化易漏诊。MRI检查具有良好的软组织对比度，能够对乳腺整体观察，并且其增强扫描对于病灶具有更精确的显示，对病灶良、恶性的判断也有一定的价值。因此在临床工作中若能相互结合，取长补短，定能提高LCIS的诊断准确率。

参 考 文 献

常利利，张丽娜，顾林，2016. 乳腺小叶原位癌：16例患者的临床特征、诊治及预后［J］. 肿瘤，36（4）：424-429.

周纯武，2016. 中华临床医学影像学. 乳腺分册［M］. 北京：北京大学医学出版社.

Han MS，Khan SA，2018. Clinical Trials for Ductal Carcinoma In Situ of the Breast［J］. J Mammary Gland Biol Neoplasia，23：293-301.

Rendi MH，Dintzis SM，Lehman CD，et al，2012. Lobular in-situ neoplasia on breast core needle biopsy：imaging indication and pathologic extent can identify which patients require excisional biopsy［J］. Ann Surg Oncol，19（3）：914-921.

Stomper PC，Connolly JL，Meyer J E，et al，1989. Clinically occult ductal carcinoma in situ detected with mammography：analysis of 100 cases with radiologic-pathologic correlation［J］. Radiology，172（1）：235-241.

第三节　乳腺浸润性癌

一、浸润性导管癌

【临床与病理】

浸润性导管癌（invasive ductal carcinoma，IDC）是指导管内原位癌突破基底膜向间质浸润，又被称为非特殊型浸润癌，是一组异质性浸润性癌。因缺乏充分的特征，无法作为一种特殊组织学类型进行分类。IDC好发于40～60岁女性，是浸润性乳腺癌中最常见的类型，占40%～75%。大体病理所见，肿块大小不等，直径可＜1cm或＞10cm，多呈不规则星芒状或结节状，质硬韧，常不同程度地固定于周围组织（如深部肌层或表面皮肤等）。肿块边界不清，无包膜，切面常凹陷，可见黄、白色条纹，刀切时可有沙砾感。镜下所见，肿瘤细胞可呈索状、梁状、团块状、腺管状、实性片状等。肿瘤细胞常较大，呈不同形状，黏附性强，常有丰富的嗜酸性胞质。胞核从规则到明显多形性，核仁常明显，可有多个核仁，核分裂象多少不等，偶有巨核和（或）多核癌巨细胞。间质成分常不同，包括（肌）纤维母细胞、胶原纤维（透明变）、弹性纤维、浸润的淋巴浆细胞、坏死和钙化等。肿块可浸润脂肪或肌肉组织，累及脉管或神经。80%的病例伴有高级别导管内癌成分。临床表现为乳腺可扪及包块，伴或不伴疼痛，可有乳头回缩、溢液或湿疹，病变累及皮肤质地坚硬、固定，腋窝及锁骨上窝可触及肿大淋巴结。

【影像学表现】

（一）超声表现

IDC在超声图像上常表现为不规则低回声肿块，伴或不伴后方回声衰减，肿块边界不清，边缘欠光滑，由于肿瘤组织已经突破基底膜进入间质，肿块边缘呈毛刺或"蟹足状"改变，这是IDC最具特征性的超声表现。当肿瘤组织浸润间质时，可导致周围结缔组织水肿或新生血管形成，肿块边缘可见厚的强回声晕环包绕。高频超声可检出部分钙化灶，当肿瘤细胞发生坏死时，易导致钙盐沉着，故肿瘤恶性程度越高，钙化的发生率也越高。大多数IDC血供丰富，彩色多普勒血流显像主要表现为肿块内散在点状血流、穿入性血流及肿瘤周边的半环形血流。脉冲多普勒频谱呈现高阻力指数，血流指数（RI）值多大于0.7（图5-3-1）。

（二）ABVS表现

自动乳腺全容积成像示病变区域呈现典型的"汇聚征"，肿块的形态不规则，肿块的周边环绕中等回声或者高回声，呈现轮辐状向外伸展，肿块周边相对正常组织呈现不规则的扭曲和纠集（图5-3-2）。

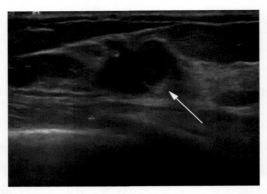

图5-3-1　浸润性导管癌超声，左乳11点钟位距乳头约4cm处腺体层内见一个低回声（箭头），大小2.0cm×1.4cm×1.9cm，边界不清，形态不规则，呈蟹足样，周边见高回声包绕，内回声不均匀，内见钙化，可见血流信号，周边可探及动脉血流频谱，呈高速高阻型，血流峰速12.7cm/s，RI 0.87

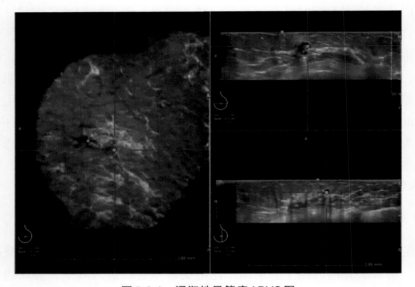

图5-3-2　浸润性导管癌ABVS图

（三）X线表现

IDC常见的X线表现包括肿块、钙化、结构扭曲。肿块常呈不规则或分叶状，边缘呈毛刺状、放射状或模糊不清，毛刺长短不一。肿块内常出现线样分支状或微小颗粒状钙化，呈簇状、线样、段样或区域性分布。钙化亦可位于肿块外或单独存在。结构扭曲在IDC中较常出现，是指正常乳腺结构被扭曲但无明显肿块可见，表现为从一点发出的放射状影或局灶性收缩。IDC亦可表现为局限性不对称致密影，缺少真性肿块特有的边缘改变。IDC的其他间接征象包括乳头回缩、皮肤增厚或回缩、悬韧带增厚、皮下组织或胸大肌前脂肪组织网状增厚、腋淋巴结肿大等（图5-3-3）。

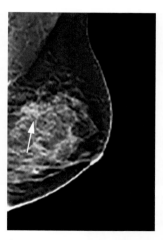

图5-3-3 钼靶X线，左乳上象限见团块密度增高影（箭头），边缘不规则，范围约13mm×13mm

（四）MRI表现

IDC在T_1WI呈等或低信号，当病变周围有高信号脂肪组织包绕时，则轮廓清晰；若病变周围为腺体组织，则轮廓不清楚，提示病变向周围组织浸润，FS-T_2WI多呈不均匀高信号。MRI动态增强扫描是IDC的定性诊断及鉴别诊断必不可少的步骤，IDC的信号强度趋于早期快速明显升高，时间-信号强度（TIC）曲线常呈平台型或流出型。根据强化方式可分为肿块性及非肿块性强化，肿块性强化多表现为早期明显边缘环形强化，并逐渐向中心强化，呈向心样强化。非肿块性强化多呈线样、导管样或簇样强化。在DWI上，IDC多呈高信号，ADC值较低。在^{1}H-MRS上，多数IDC在3.2ppm处可出现明显增高胆碱峰（图5-3-4）。病理表现见图5-3-5。

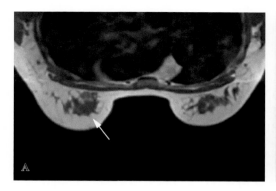
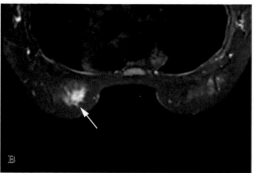

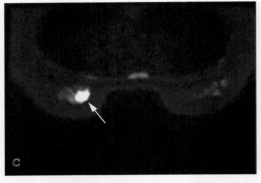
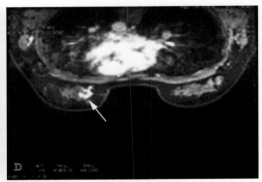

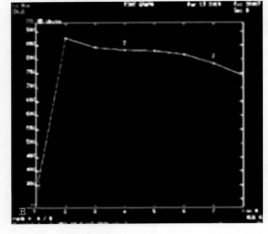

图5-3-4　浸润性导管癌MRI表现

A. T₁WI示左乳腺内上象限可见一不规则低信号结节影（箭头），大小约20mm×14mm×17mm，边缘可见毛刺；B. T₂WI示结节呈不均匀稍高信号（箭头）；C. DWI示结节呈高信号（箭头）；D.增强扫描结节明显强化（箭头）；E.动态增强时间-信号曲线呈流出型

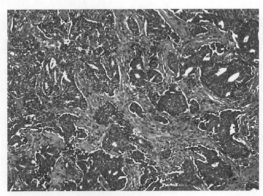
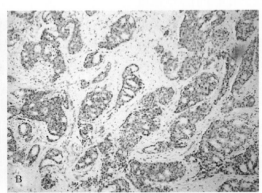

图5-3-5　病理表现

A.镜下可见肿瘤细胞呈巢团状、线状、筛状排列；B.免疫组化结果：ER（70%弱-中等＋），PR（70%弱-中等＋），Her-2（2＋），p53（1%中等＋），AR（5%弱＋），Ki-67（指数约15%），EGFR（－），CK5/6（－），BRCA1（10%弱＋），TOPO2（Ⅰ级）。病理诊断：浸润性导管癌（2级）

【诊断与鉴别诊断】

浸润性导管癌的诊断要点：①患者多为40～60岁女性；②影像学检查可见不规则、带毛刺的肿块，可伴或不伴钙化，超声表现为不规则低回声肿块；MRI增强检查表现为早期快速强化的不规则肿块，TIC曲线常呈平台型或流出型；③DWI结

合 ^{1}H-MRS 对浸润性导管癌的定性诊断具有较高价值。

浸润性导管癌需与乳腺纤维腺瘤及浸润性小叶癌进行鉴别。

（1）乳腺纤维腺瘤常呈圆形或卵圆形，边界清晰，肿块较大时呈分叶状，肿块整体信号均匀，可有钙化、囊变，MRI增强检查多呈均匀强化，环形强化少见，动态增强TIC曲线多呈渐增型，平台型、流出型相对少见。

（2）乳腺纤维腺瘤内可见条状低信号分隔影，增强后分隔无强化，为其特征性表现。浸润性小叶癌与浸润性导管癌影像学表现相似，但浸润性小叶癌易双侧发生，由于生长方式隐匿，X线检查常难以检出，且较少发生腋淋巴结转移。

【比较影像学】

浸润性导管癌的影像学诊断包括超声、ABVS、X线及MRI检查。超声检查的优势在于检查便利、灵敏度高，可较好地显示肿块的大体形态及边缘状态，并易发生漏诊、误诊，且超声无法对双侧乳腺整体比较评估。ABVS冠状切面由于更容易地显示导管走行，对导管内病灶诊断具有独特的优势。钼靶由于其较高的密度分辨率，对腺体内钙化灶的检出率明显优于超声检查，且钼靶可较好地显示肿块的大体形态及与周边组织的关系，但无法对肿瘤的血流动力学状态做出准确评估且存在辐射损伤。多序列MRI检查可对病变的大小、形态与邻近组织关系做出准确评估，对病变内部的血流动力学状态做出精准判断，且对微小病变的检出率较高，MRI检查的缺点在于检查时间长，采集图像可能存在运动伪影，存在造影剂过敏的风险，且MRI对钙化的敏感性较低。总之，多序列联合的MRI检查是诊断浸润性导管癌敏感性和特异性较高的影像学检查方式。

参 考 文 献

Hu CC，Chang TH，Hsu HH，et al，2018. T$_1$-Weighted Dynamic Contrast-Enhanced Magnetic Resonance Imaging（DCE-MRI）to Distinguish Between Concurrent Cholesterol Granuloma and Invasive Ductal Carcinoma of the Breast：A Case Report［J］. Am J Case Rep，19：593-598.

Kim KW，Kuzmiak CM，Kim YJ，et al，2018. Diagnostic Usefulness of Combination of Diffusion-weighted Imaging and T$_2$WI，Including Apparent Diffusion Coefficient in Breast Lesions：Assessment of Histologic Grade［J］. Acad Radiol，25（5）：643-652.

Mann RM，Kuhl CK，Moy L，2019. Contrast-enhanced MRI for breast cancer screening：Breast MRI for Screening［J］. Journal of Magnetic Resonance Imaging，50（2）：377-390.

Min Q，Shao K，Zhai L，et al，2015. Differential diagnosis of benign and malignant breast masses using diffusion-weighted magnetic resonance imaging［J］. World J Surg Oncol，13：32.

Sunil R，Lan O，Stuart J，et al，2012. WHO Classification of Tumours of the breast.

二、浸润性小叶癌

【临床与病理】

浸润性小叶癌（invasive lobular carinoma，ILC）是由纤维性间质中呈单排线状分布的非黏附性细胞所组成的一种浸润性癌，常伴有小叶原位癌的发生。ILC占浸润性乳腺癌的5%～15%，为第二好发的乳腺恶性肿瘤，ILC的发病年龄通常较浸润性导管癌大1～3岁。

大体病理所见：ILC肿块常为形态不规则、与邻近组织界线不清。由于肿瘤细胞呈弥漫浸润性生长，有时难以通过肉眼进行识别。经典型ILC镜下以缺乏黏附性的小细胞增生为特征，单个小细胞散在分布于纤维结缔组织中，或呈单行条索状排列浸润间质，90%以上伴有小叶原位癌，其他5类亚型包括实性型、腺泡型、多形性小叶癌、小管小叶亚型及混合型。实性型具有经典小叶癌形态特点的非黏附性小细胞呈片状分布，肿瘤细胞呈多形性，核分裂象易见。腺泡型常表现为超过20个的肿瘤细胞，呈球状聚集。多形性小叶癌肿瘤细胞更具有多形性，常伴有印戒细胞或多形性细胞组成的小叶原位癌。小管小叶型由小管状生长方式和形态一致的小细胞混合构成。混合型则由经典型与上述任一亚型混合组成。经典型及混合型约占小叶性肿瘤的75%。ILC常双侧发病及多中心发病。早期ILC常无任何临床症状，多由乳腺钼靶摄影发现，随着病情的进展，ILC可表现为病变区域乳房皮肤肿胀、增厚或凹陷，亦可出现乳头凹陷，ILC较少出现明显的乳房肿块。

【影像学表现】

（一）超声表现

ILC肿块可表现为有毛刺的低回声结节，肿块内常呈低回声，多数肿块后方伴有声衰减。ILC亦可呈弥漫性分布，表现为边缘模糊、无明显界线的低回声区。钙化在ILC中较少出现。多普勒下显示ILC血流较少（图5-3-6）。

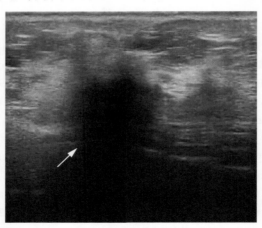

图5-3-6 浸润性小叶癌超声，右乳腺9点钟位距乳头3.5cm处腺体层内见低回声区（箭头），范围约2.3cm×1.9cm，形态欠规则，边界欠清晰

（二）ABVS表现

自动乳腺全容积成像可见肿块边界模糊且带毛刺。可呈典型的"汇聚征"，局

部可以观察到强回声的汇聚、纠集或者毛刺。当病变呈多中心发病时，ABVS对其显示效果优于超声检查，且ABVS对ILC小病灶的显示优于超声检查。

（三）X线表现

ILC最直接的X线征象为不规则、有毛刺的肿块，常导致局部结构紊乱或出现不对称影，病灶区域边界模糊。多数患者仅表现为不对称影或结构紊乱。肿块密度常低于或等于正常乳腺腺体组织（图5-3-7）。

（四）MRI表现

ILC在MRI上可表现为不规则或带毛刺的肿块，T_1WI呈等低信号，T_2WI呈稍高信号，可呈低信号，增强扫描常表现为边缘强化且不均匀强化，ILC的动态增强曲线以流入型为主，流出型及平台型少见。当ILC为多中心发病时，常表现为微

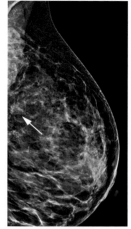

图5-3-7 浸润性小叶癌钼靶 X线摄片，左乳上象限见等密度结节影（箭头），边缘略不规则，大小约14mm×13mm

小结节样或斑片样的强化灶聚集分布，且在病灶中间可见出现线条样强化影连接（图5-3-8）。

（五）病理诊断

浸润性小叶癌（图5-3-9）。

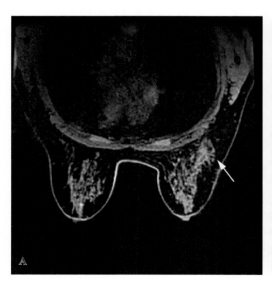

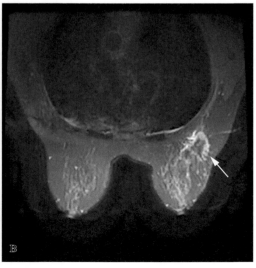

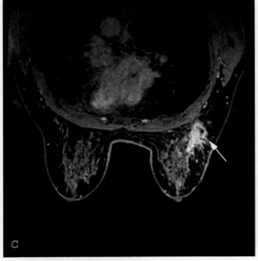

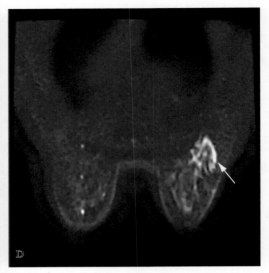

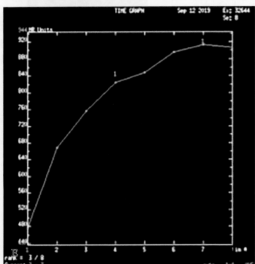

图5-3-8　浸润性小叶癌MRI扫描。A. T₁WI示左乳房内上象限可见一不规则等信号结节影（箭头），大小约18mm×17mm，边缘可见毛刺；B. T₂WI示结节呈不均匀稍高信号（箭头）；C.增强扫描结节明显不均匀强化及边缘强化（箭头）；D. DWI示结节呈混杂高信号（箭头）；E.动态增强时间-信号曲线呈流入型

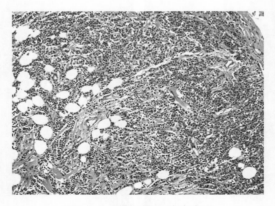

图5-3-9　浸润性小叶癌病理

镜下可见肿瘤细胞呈索条状排列及片状分布，肿瘤细胞大小、形态基本一致，未见病理核分裂

浸润性小叶癌的诊断要点：①ILC常双侧、多中心发病；②ILC的常见征象为不规则、带毛刺的肿块，较少出现钙化灶，血供并不丰富；③钼靶上结构紊乱、不对称影较其他乳腺恶性肿瘤常见，常漏诊；④ILC较少出现淋巴结转移。

ILC需与IDC进行鉴别诊断，IDC常单侧发病，且临床症状显著。二者的影像学表现相似，但存在差异。IDC血供较ILC丰富，常见钙化征象，MRI上IDC常早期强化，时间-信号曲线常呈流出型及平台型，而ILC则常表现为流入型。

【比较影像学】

钼靶作为乳腺疾病的首选检查方法，在ILC中常具有有限的诊断价值，当出现不对称影或局部结构紊乱时，需结合双侧乳腺对比观察，由于不对称影常可由正常乳腺组织重叠引起，因此极易漏诊。超声检查可能低估ILC肿瘤的大小，但敏感性较高，可作为钼靶检查的有效补充。MRI对ILC的诊断价值较高，可同时多方位评估双侧乳腺的发病情况，对病变区域的大小、范围具有较高意义，可为ILC的诊断及手术方案的制订提供可靠的影像学依据。

参 考 文 献

Bazzocchi M，Facecchia I，Zuiani C，et al，2001．Diagnostic imaging of lobular carcinoma of the breast：mammographic，ultrasonographic and MR findings［J］．La radiologia medica，100：436-443.

Coufal O，M Schneiderová，K Petráková，et al，2017．Magnetic resonance imaging in preoperative diagnosis of invasive lobular carcinomas of the breast-analysis of 230 cases［J］．Rozhl Chir，96：340-345.

Johnson K，Sarma D，Hwang ES，2015．Lobular breast cancer series：imaging［J］．Breast Cancer Research，17（1）：94.

Kim SH，Cha ES，Park CS，et al，2011．Imaging features of invasive lobular carcinoma：comparison with invasive ductal carcinoma［J］．Japanese Journal of Radiology，29（7）：475-482.

Lopez JK，Bassett LW，2009．Invasive lobular carcinoma of the breast：spectrum of mammographic，US，and MR imaging findings［J］．Radiographics，29（1）：165-176.

Patel BK，John D，Christina F，et al，2018．Value Added of Preoperative Contrast Enhanced Digital Mammography in Patients with Invasive Lobular Carcinoma of the Breast［J］．Clinical Breast Cancer，18（6）：e1339-e1345.

Porter AJ，Evans EB，Foxcroft LM，et al，2014．Mammographic and ultrasound features of invasive lobular carcinoma of the breast［J］．Journal of Medical Imaging and Radiation Oncology，58：1-10.

三、导管原位癌伴微浸润

【临床与病理】

导管原位癌伴微浸润（ductal carcinoma in situ with microinvasion，DCIS-MI）概念最早于1982年被提出，曾被定义为早期浸润性癌，根据美国癌症联合委员会（AJCC）的标准，DCIS-MI是指乳腺癌细胞突破基底膜进入邻近组织，同时最大直径≤0.1cm，如多灶浸润时，应以直径最大的微浸润灶作为分期的依据（而非各浸润点直径的总和作为指标），同时应标明多灶微浸润。DCIS-MI发病少见，好发于50～60岁女性，是介于导管原位癌和浸润性导管癌之间的乳腺癌，所占比例＜1%。大体病理所见，DCIS-MI表现为边界不清的纤维性区域，切面可见突出于表面的粉刺样坏死。镜下所见，DCIS-MI伴有明显的导管周慢性炎症反应。癌细胞见于间质中，常形成带角的小团块，其次是呈单细胞浸润。没有肌上皮细胞包绕。对于范围广泛的导管原位癌要广泛取材，避免漏诊微小浸润（或明显浸润）。微浸润的发生常为多灶性，因此当发现一个浸润灶时，要仔细寻找有无其他浸润灶，并且确保每个浸润灶的最大径均不超1mm。免疫组化学有助于微小浸润癌的鉴别诊断。微小浸润灶周围不存在肌上皮标记物免疫染色。角蛋白染色非常有助于识别微小浸润灶，并可作为肌上皮细胞的补充染色。

【影像学表现】

（一）超声表现

DCIS-MI病灶形态欠规则，肿瘤边界较模糊、伴边缘毛刺，有微小分叶，内部以低回声为主，可见线样分支状钙化，肿块周边及内部血流信号较丰富，类似于IDC。局部可见导管扩张、结构紊乱（图5-3-10）。

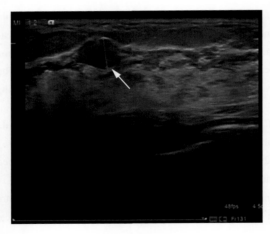

图5-3-10　DCIS-MI

超声左乳10点钟位距乳头约3cm处腺体层内见一个低回声（箭头），大小2.0cm×1.9cm，局部边界欠清，局部导管扩张

（二）ABVS

自动乳腺全容积成像示病变呈叶段分布，边缘模糊或不模糊，常伴有微小分叶，ABVS对钙化灶的显示优于常规超声检查，但不及钼靶成像。

（三）X线表现

钙化灶是DCIS-MI的特征性X线表现，呈线样分支状分布，病变区域常可见不对称影或不规则肿块形成（图5-3-11）。

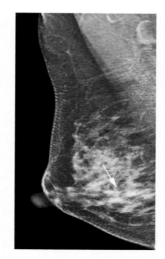

图5-3-11　DCIS-MI

钼靶X线，右乳内可见簇状钙化影（箭头）

（四）MRI表现

DCSI-MI在MRI上多表现为非肿块样改变，呈叶段分布，增强扫描呈不均匀强化及簇样环形强化，时间-信号曲线多为速升流出型，随着浸润程度加深，表观扩散系数（ADC）值逐渐下降（图5-3-12）。

（五）病理诊断

导管原位癌伴微浸润（图5-3-13）。

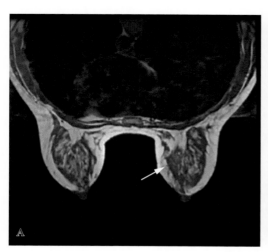
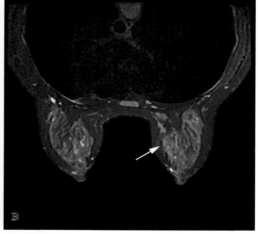

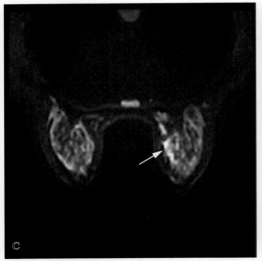
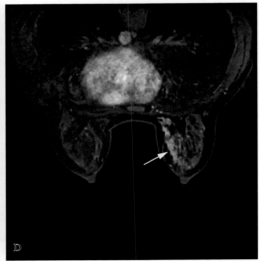

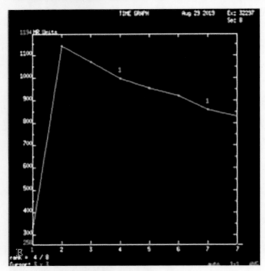

图5-3-12　DCIS-MI MRI图

A. T_1WI示右乳房内上象限可见条状不规则等信号影（箭头），呈非肿块样改变及叶段分布，边缘模糊；B. T_2WI示病变呈等－稍高信号（箭头）；C. DWI示呈稍高信号（箭头）；D.增强扫描明显不均匀强化（箭头）；E.动态增强时间－信号曲线呈速升－流出型

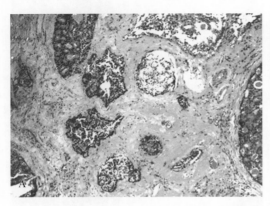
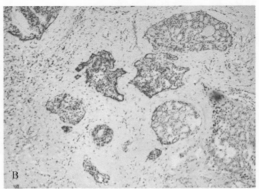

图5-3-13　病理诊断：导管原位癌伴微浸润

A.镜下可见肿瘤细胞突破基底膜，向间质浸润；B.免疫组化提示肌上皮标志物p63缺失

【诊断与鉴别诊断】

DCSI-MI的诊断要点是线样分布的钙化灶，与导管原位癌相比，DCSI-MI病变形态常不规则、边界模糊，边缘常伴有小分叶或"毛刺征"，DCSI-MI的超声表现与IDC相似，但DCSI-MI在MRI上常表现为非肿块样的强化。

【比较影像学】

钼靶成像在诊断DCSI-MI上具有重要的意义，其对钙化灶的显示具有一定的优势，但难以通过钼靶成像对DCSI-MI与DCSI进行鉴别诊断，超声及MRI成像对评估病变的边缘及血供情况具有独特的优势，因此，对DCSI-MI的诊断具有一定的困难，需结合多种影像成像技术综合判断。

参 考 文 献

Fang Y，Wu J，Wang W，et al，2016. 72PBiologic behavior and long-term outcomes of ductal carcinoma in situ with micro-invasion［J］. Oncotarget，7（39）：64182-64190.

Hahn SY，Han BK，Ko EY，et al，2013. MR features to suggest microinvasive ductal carcinoma of the breast：can it be differentiated from pure DCIS?［J］. Acta Radiologica，54（7）：742-748.

Petrillo A，Fusco R，Petrillo M，et al，2017. Added Value of Breast MRI for Preoperative Diagnosis of Ductal Carcinoma In Situ：Diagnostic Performance on 362 Patients［J］. Clinical Breast Cancer，17（3）：e127.

Santamaría G，Velasco M，Farrús B，et al，2013. Dynamic Contrast-Enhanced MRI Reveals the Extent and the Microvascular Pattern of Breast Ductal Carcinoma In Situ［J］. The Breast Journal，19（4）：402-410.

Yu QX，Chen XS，Wu JY，et al，2013. MRI outstands mammogram in sensitivity of breast ductal carcinoma in situ：an analysis of 122 cases［J］. Zhonghua Wai Ke Za Zhi，51（1）：26-29.

Zhang W，Gao EL，Zhou YL，et al，2012. Different distribution of breast ductal carcinomain situ，ductal carcinomain situwith microinvasion，and invasion breast cancer［J］. World J Surg Oncol，10：262.

第四节 特殊型癌

一、乳腺髓样癌

【临床与病理】

乳腺髓样癌（medullary carcinoma，MC）是一种由低分化肿瘤细胞组成的边界清楚的乳腺癌。MC占全部乳腺癌的1%～7%，易发生于年轻女性，约1/4的髓样癌患者在35岁之前诊断。临床表现主要为乳房肿块，触诊肿块多边界清楚、质软。大体病理上表现为质地较软、边界清楚的肿块，常有出血和坏死，部分病例有囊变。免疫表型通常ER、PR及HER2阴性（"三阴"）。组织学上通常用下列标准来诊断髓样癌：①合体细胞结构在肿瘤组织中所占比例＞75%；②没有管状分化；

③伴有显著、弥漫的淋巴浆细胞间质浸润；④肿瘤细胞圆形，胞质丰富，泡状核，含一个或数个核仁，中度到明显核多形性；⑤边界清楚或具有推挤性边缘，外周有清楚的纤维带。"不典型髓样癌"和"伴髓样特征的癌"曾用来诊断不能满足上述全部标准的肿瘤，但这些诊断标准的实际应用存在困难。髓样癌比常见的浸润性导管癌预后好，其5年生存率高于浸润性导管癌，髓样癌的预后好与E-钙黏蛋白受体的表达相关。不典型髓样癌与典型髓样癌的预后无明显差异。

【影像学表现】

（一）超声表现

二维超声表现为低回声肿块，回声均匀，体积较大，形态规则或不规则，通常边界清楚，部分边界模糊，周围结构紊乱。由于肿块内肿瘤细胞数量较多，间质纤维较少，故肿块部分后方回声有增强，也可见局灶性侧壁回声增强，肿块内常可见囊性成分，病灶中心见非规则形囊性液性暗区是其特征性表现。罕见钙化。一般无包膜。彩色多普勒超声显示肿块内部血流信号丰富，血管走行杂乱扭曲，以中央性血流为主，呈高阻动脉血流，血流阻力指数（RI）＞0.7，可发生同侧腋淋巴结肿大（图5-4-1）。

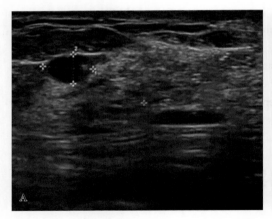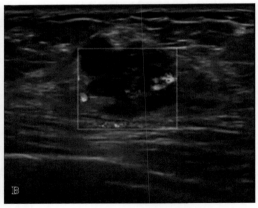

图5-4-1　乳腺髓样癌

A.示右乳腺10点钟位腺体层边缘低回声团块，大小1.5cm×1.1cm×1.3cm，形态不规则，可见深分叶，边界欠清。B.示腺体层内的低回声团块，无包膜，形态不规则，呈分叶状，彩色多普勒超声示中央型血流信号

（二）X线表现

多为类圆形或分叶状高密度肿块，部分可见晕环，钙化少见，多位于肿块内，表现为散在、较浅淡的小钙化灶，不具特征性。肿块边缘多呈微小分叶状或浸润状，毛刺少见（图5-4-2）。

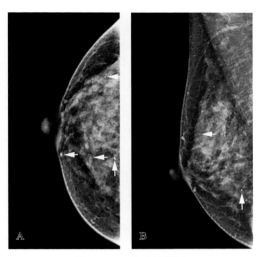

图 5-4-2　乳腺髓样癌

A. CC 位；B. MLO 位。示右乳呈多量腺体型，腺体呈团片状，右乳腺体内可见多发点状钙化（箭头）

（三）MRI 表现

常表现为类圆形、分叶状肿块，边界清晰，边缘光滑，毛刺少见。内部信号尚均匀，坏死及囊变少见，T_1WI 呈等信号或低信号，抑脂 T_2WI 呈等信号或稍高信号，DWI 呈高信号，动态增强扫描早期常表现为早期强化，均匀或不均匀强化，延迟期环形强化（图 5-4-3）。

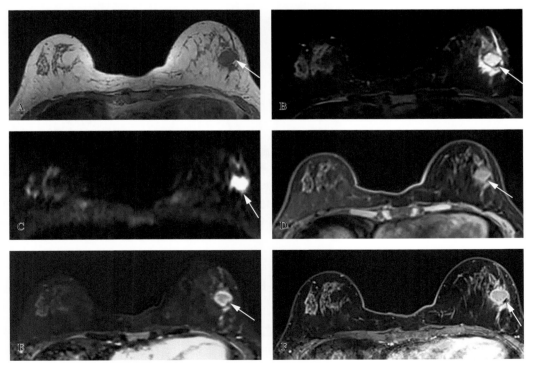

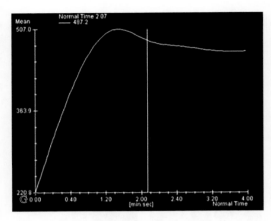

图5-4-3 乳腺髓样癌MRI

A. T₁WI示左乳外象限见类圆形等腺体信号（箭头），大小约2.0cm×1.7cm；B.抑脂T₂WI示病灶呈稍高信号（箭头），边缘见低信号包膜，周围见条片状高信号；C. DWI示病灶呈高信号（箭头）；D.抑脂T₁WI示病灶呈稍高信号（箭头）；E.抑脂T₁WI动态增强早期示边缘明显强化（箭头）；F.抑脂T₁WI动态增强延迟期示病灶呈环形强化，强化程度较早期降低；G.时间-信号强度曲线呈流出型

（四）病理诊断

见图5-4-4。

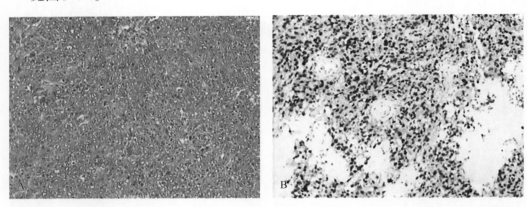

图5-4-4 乳腺髓样癌病理

A.（左乳肿块）伴髓样特征的癌，肿瘤组织内大量中性粒细胞、淋巴细胞浸润，脉管内癌栓（－），神经侵犯（－）。B.镜下肿瘤界线清楚，肿瘤细胞呈实片状或实巢状分布，瘤细胞较大，界线不清，呈合体细胞生长，泡状核，大小不等，核圆形、卵圆形，核仁明显，核分裂象易见，核级属于3级，间质内淋巴细胞浸润。免疫组化：肿瘤细胞ER（－），PR（－），Her-2（1＋），CK5/6（－），p53 90%强阳性，TOPO I（－），Ki-67指数90%，EGFR（＋＋）

【诊断与鉴别诊断】

乳腺髓样癌易发生于年轻女性，多表现为边界清晰的类圆形肿块。需要与常见的纤维腺瘤及浸润性导管癌相鉴别。

1.纤维腺瘤 纤维腺瘤与髓样癌相似之处包括：易发生于年轻女性，多呈类圆形肿块，边界清晰，少见钙化。以下征象有助于二者鉴别：髓样癌边缘可有浸润、小分

叶的恶性征象，纤维腺瘤边缘多光滑；二维超声髓样癌无包膜，纤维腺瘤常有包膜；彩色多普勒超声，髓样癌具有较丰富的血流信号，一般阻力指数（RI）＞0.7，纤维腺瘤常为低阻力；髓样癌病灶纵横比＜乳腺纤维瘤，也被认为是鉴别点之一。

2.浸润性导管癌　多为不规则或分叶状肿块，边缘毛刺多见，钙化多见，钙化多为成簇细小多形性或细线分支状。浸润性导管癌的腋淋巴结转移率较乳腺髓样癌高。

【比较影像学】

乳腺X线摄影和超声是主要的检查方法，乳腺X线摄影对乳腺髓样癌微小钙化的检出率明显高于超声，而对发现腋淋巴结肿大的敏感度明显低于超声。乳腺X线摄影与超声联合诊断乳腺髓样癌可优势互补，提高诊断正确率。MRI动脉增强扫描TIC类型有助于与良性肿瘤相鉴别，单独依靠MRI特点难以与其他亚型浸润性乳腺癌相鉴别。

参 考 文 献

胡家永，张海威，周永华，等，2012.乳腺髓样癌与浸润性导管癌临床病理特征和预后比较［J］.肿瘤研究与临床，24（2）：128-130.

王立军，陈颖，史春颖，等，2016.特殊类型乳腺癌的X线征象分析［J］.哈尔滨医科大学学报，50（1）：63-66.

王亚，郑晓林，王强，等，2018.乳腺少见恶性肿瘤的MRI诊断［J］.中国中西医结合影像学杂志，（1）：59-62.

徐维敏，张玲，廖昕，等，2013.少见类型乳腺癌的影像、临床、病理及免疫组化分析［J］.医学影像学杂志，23（11）：1710-1714.

张秀娟，林礼务，陈志奎，等，2012.对比分析高频超声与X线诊断乳腺髓样癌［J］.中国医学影像技术，（2）：301-303.

Kouhen F，Benhmidou N，Afif M，et al，2017. Prognosis of Medullary Carcinoma of the Breast：10 years'Experience in a Single Institution［J］. Breast J，23（1）：112-114.

Mateo AM，Pezzi TA，Sundermeyer M，et al，2016. Atypical medullary carcinoma of the breast has similar prognostic factors and survival to typical medullary breast carcinoma：3 976 cases from the National Cancer Data Base［J］. J Surg Oncol，114（5）：533-536.

Romaniuk A，Lyndin M，Sikora V，et al，2015. Histological and immunohistochemical features of medullary breast cancer［J］. Folia Med Cracov，55（2）：41-48.

Yılmaz TU，Trabzonlu L，Güler SA，et al，2018. Characteristics of Special Type Breast Tumors in Our Center［J］. Eur J Breast Health，14（1）：17-22.

Zangouri V MD，Akrami M MD，Tahmasebi S MD，et al，2018. Medullary Breast Carcinoma and Invasive Ductal Carcinoma：A Review Study［J］. Iran J Med Sci，43（4）：365-371.

二、乳腺黏液癌

【临床与病理】

乳腺黏液癌（mucinous breast carcinoma，MBC）是产生丰富的细胞外黏液的乳腺癌，其形态学特点是细胞呈簇状漂浮在黏液湖内，并由纤细的富含毛细血管的纤维分割，组成细胞簇的细胞较小，大小均匀。经典MBC的核异型性通常不明显，但在少数病例可出现显著的异型性和核分裂象。MBC是一种少见的特殊类型浸润性癌，发生率占全部乳腺癌的1%～6%。根据是否伴有其他类型肿瘤成分可分为单纯型黏液癌（pure mucinous breast carcinoma，PMBC）和混合型黏液癌（mixed mucinous breast carcinoma，MMBC）。

MBC发病年龄较大，通常55岁以上，多发生于绝经后女性。乳腺肿块为主要临床表现，触诊肿块多质地较软、边界清楚。肿瘤平均大小1.0～20.0cm，平均2.8cm。大体病理外观呈胶冻状，缺乏真正包膜，有纤细的间隔，常见出血灶。免疫组化，MBC通常ER和PR阳性，而雄激素受体表达水平较低，Her-2通常无扩增，可表达WT1。淋巴结转移少。文献报道，MBC患者年龄、婚姻状况、肿瘤分级、分化等级、手术治疗情况、T分期、放射治疗和 ER 均与预后相关。老年患者较年轻患者预后差；已婚患者的生存预后要明显优于未婚患者；单纯型较混合型者预后好。肿瘤分化程度是MBC患者预后的独立危险因素，肿瘤分化程度越低，T分期越高，患者的预后越差。手术和放疗能够提高MBC患者的生存率，进行手术和放疗的患者健康状况更好，化疗反应耐受性更好。

【影像学表现】

（一）超声表现

单纯型MBC多为均匀低回声或等回声、边界清楚、形状规则、后方回声增强，部分表现为囊实性混杂回声，少数肿块内部回声呈磨玻璃样改变；混合型MBC则多表现为低回声、边界不清、形状不规则、后方回声衰减，彩色多普勒超声显示部分肿块内部有较丰富的血流信号。混合型MBC部分患者出现淋巴结转移，单纯型MBC患者通常无淋巴结转移（图5-4-5）。

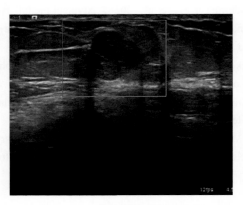

图5-4-5 乳腺黏液癌超声表现

左乳9点钟位距乳头约2cm处腺体层内低回声团块，大小1.5cm×1.4cm×1.4cm，边界清晰，形态欠规则，呈大分叶状，可见包膜，后方回声略增强，内回声不均匀，呈筛网状，内部可见彩色血流信号，呈高阻型，RI为0.71

（二）ABVS

分叶状、边缘平滑、回声不均匀是MBC常见的特征。

（三）X线摄影表现

常表现为不伴钙化的中等密度、高密度的类圆形、分叶状肿块，边缘光滑（图5-4-6）；亦可呈团片状致密影、毛刺样肿块、肿块伴小片状钙化。单纯型MBC与混合型MBC表现有差异。单纯型MBC肿块边缘多为光滑或微分叶，混合型MBC肿块边缘多有毛刺、浸润。另外，MBC肿瘤边缘与乳腺密度和年龄相关，较密集的乳腺和年轻组（≤50岁）的肿瘤边缘多不清楚。

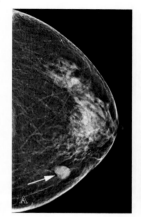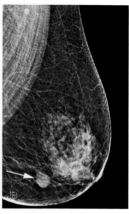

图5-4-6 乳腺黏液癌X线

A. CC位；B. MLO位。示左乳呈多量腺体型，腺体呈团片状，左乳内下象限可见肿块1枚，大小约16mm×12mm，边界清晰光滑，可见小分叶（箭头）

（四）MRI表现

MBC多为分叶状肿块，亦可呈类圆形和不规则形，边界一般清晰，混合型MBC可部分边界不清。肿块T_1WI呈低信号或等信号，单纯型MBC抑脂T_2WI呈均匀明显高信号，而混合型MBC可呈均匀明显高信号或不均匀高信号，DWI检查MBC的典型表现为ADC值不减低，反而较高，明显高于其他常见病理类型乳腺癌，甚至高于部分良性肿瘤的ADC值。动态增强MRI上渐进性强化为单纯型MBC的典型表现，早期可为环形强化，呈由边缘环状强化向中心渗透趋势，延迟期多呈不均匀强化，亦可早期即表现为不均匀强化。典型的TIC为持续型或平台型，当表现为流出型时，提示混合型MBC可能（图5-4-7）。病理表现见图5-4-8。

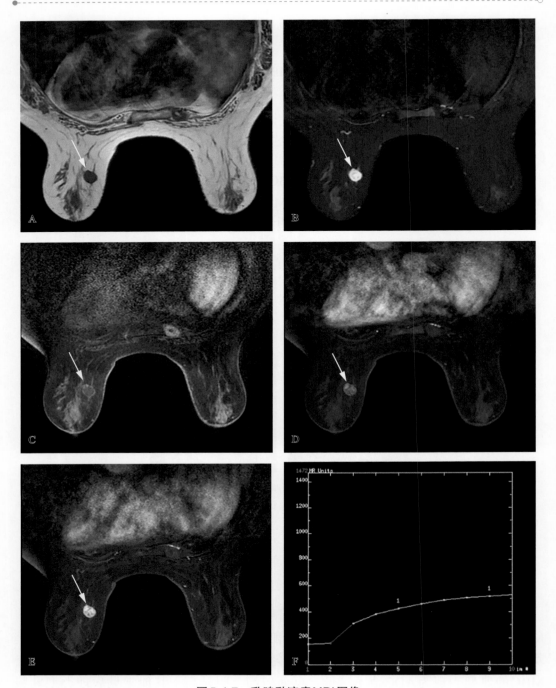

图5-4-7　乳腺黏液癌MRI图像

A.T₁WI示左乳内象限类圆形低信号结节（箭头），边界清晰，大小约1.5cm×1.4cm；B.抑脂T₂WI示病灶呈高信号，局部可见小分叶（箭头）；C.抑脂T₁WI示病灶呈低信号（箭头）；D.抑脂T₁WI动态增强早期示病灶不均匀轻度强化（箭头）；E.抑脂T₁WI动态增强延迟期示病灶呈不均匀、明显强化（箭头），强化程度较早期增加；F.时间-信号强度曲线，呈持续型

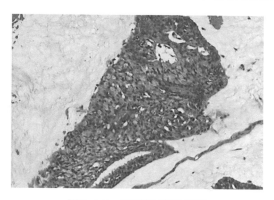

图 5-4-8　乳腺黏液癌病理
镜下见紧密排列的癌细胞呈簇状分布，可见大量黏液湖形成。病理诊断（左乳肿块）：黏液腺癌（富于细胞型），未见确切脉管内癌栓及神经侵犯，未侵及皮肤

【诊断与鉴别诊断】

MBC 是少见的浸润性乳腺癌，乳房肿块为主要临床表现，触诊肿块多质地偏软、边界清楚。常见 X 线表现为不伴钙化的肿块，超声可表现为后方透声增强的均匀低回声或囊实性混合回声肿块。抑脂 T_2WI 上呈明显高信号、DWI 检查其 ADC 值较高是其较具特征性的 MRI 表现。动态增强 MRI 为渐进性的环形或不均匀强化。仔细观察病变的影像学特征，有助于做出正确诊断。鉴别诊断需考虑到纤维腺瘤、叶状肿瘤及浸润性导管癌。

1. 纤维腺瘤　乳腺黏液癌与 T_2WI 高信号纤维腺瘤多表现为边缘清楚的肿块，容易产生混淆。以下几方面有助于二者鉴别。

（1）MBC 发病中位年龄高于纤维腺瘤。

（2）纤维腺瘤较 MBC 双侧、多灶更多见。

（3）形态上 MBC 以不规则形为主，边缘可呈微小分叶或浸润状，纤维腺瘤以卵圆形为主。

（4）MBC 的平均 ADC 值高于纤维腺瘤，文献报道 MBC 为 $(1.99\pm0.33)\times10^{-3}mm^2/s$，纤维腺瘤为 $(1.60\pm0.27)\times10^{-3}mm^2/s$。

（5）X 线表现，MBC 密度较高，周围晕征少见，而纤维腺瘤呈等密度影，周围晕征常见。

（6）二维超声，MBC 无包膜，纤维腺瘤常有包膜；MBC 可表现为囊实混杂回声，纤维腺瘤内部多呈均匀低回声。彩色多普勒超声检查时，MBC 可显示丰富血流信号，纤维腺瘤多无血流信号或少量血流信号。

（7）MRI 动态增强，MBC 增强早期易出现边缘强化，强化可逐渐向中心充填，延迟期呈不均匀或边缘强化；纤维腺瘤增强早期强化明显、多不均匀，延迟期强化趋于均匀一致，或呈中心向外周扩散的离心样强化。内部分隔样强化 MBC 比纤维腺瘤更常见。TIC 类型 MBC 多为持续型，纤维腺瘤多为平台型。

2.叶状肿瘤　有学者对比分析了叶状肿瘤和单纯型MBC，发现以下几点有助于二者鉴别：

（1）叶状肿瘤的发病年龄比单纯型MBC小。

（2）叶状肿瘤在T_1WI上可见出血高信号，而单纯型MBC一般无高信号。

（3）T_2WI上，叶状肿瘤多呈高信号为主明显混杂信号，而单纯型MBC多呈较均匀的高信号。

（4）内部强化特征，叶状肿瘤多呈不均匀强化，而单纯型MBC多呈环形强化，TIC类型，叶状肿瘤多为持续型和平台型，而单纯型MBC绝大多数为持续型。

3.浸润性导管癌

（1）X线检查，浸润性导管癌钙化多见，多为细小多形性或细线分支样钙化，成簇或沿导管分布，而MBC钙化少见。

（2）MBC的病灶边缘无强回声晕、后方回声不衰减或增强、病灶内部混杂回声、病灶内部等回声、无微小钙化灶的比例均高于乳腺浸润性导管癌。

（3）DWI检查，浸润性乳腺癌的ADC值较正常腺体下降，而MBC的ADC值不下降反而上升。

（4）动态增强MRI，MBC的早期强化率显著低于浸润性导管癌；TIC类型，MBC以Ⅰ型为主，而浸润性乳腺癌以Ⅲ型为主。

【比较影像学】

乳腺X线摄影和超声检查对乳腺黏液癌均具有较高的诊断准确率，二者联合可进一步提高诊断效能。MRI检查，MBC的T_2WI、DWI表现较具特征性，动态增强MRI为渐进性的环形或不均匀强化，乳腺X线摄影、超声和MRI检查的结合可明显提高MBC的诊断准确性，有助于与其他常见病理类型乳腺癌及良性肿瘤相鉴别。

参 考 文 献

郭宁，李静，张仁知，等，2019. MRI在乳腺黏液癌与T_2WI高信号纤维腺瘤中的诊断价值［J］. 放射学实践，34（6）：629-634.

黄润生，翁立峰，石海峰，2019. 彩色多普勒超声与钼靶X线摄影检查对乳腺黏液癌的诊断价值分析［J］. 中华诊断学电子杂志，7（1）：17-20.

金哲，王银银，任芳丽，等，2019. 女性乳腺黏液癌患者预后影响因素分析及预测列线图构建［J］. 疑难病杂志，18（6）：616-621.

黎冠峰，2019. MR动态增强对不同组织类型乳腺癌的诊断及预后评价［J］. 现代医用影像学，28（2）：240-243.

李天云，李振武，2018. 单纯型乳腺黏液癌与纤维腺瘤的X线表现分析［J］. 实用医学影像杂志，19（6）：492-494.

刘寒，牛昀，2019. 乳腺单纯型黏液癌126例临床病理分析［J］. 诊断病理学杂志，26（3）：162-164.

马凤华，赵泽华，李莉，等，2011. 扩散加权成像对不同病理类型乳腺癌的鉴别诊断价值［J］. 放射学实践，26（3）：306-309.

马凤华，赵泽华，李莉，等，2011. 动态增强MRI及DWI在乳腺癌的鉴别诊断［J］. 中国医学计算机成像杂志，17（4）：317-322.

马继斌，曾理，张保荣，等，2017. 特殊类型乳腺恶性病变与常见浸润性导管癌超声声像图的对比分析［J］. 癌症进展，15（7）：790-793.

马少君，刘延梅，张月浪，等，2017. 乳腺黏液癌的X线表现及临床病理特征［J］. 现代肿瘤医学，25（17）：2748-2751.

曲宁，罗娅红，李森，2017. 乳腺叶状肿瘤与单纯型黏液癌的MRI征象及鉴别诊断［J］. 放射学实践，32（2）：139-143.

陶楚楚，王霞，马含夕，等，2019. 不同类型的乳腺黏液癌超声声像图与病理学特征分析［J］. 影像研究与医学应用，3（14）：39-41.

汪晓红，周正荣，彭卫军，等，2011. 乳腺黏液腺癌的MRI表现与病理对照［J］. 27（9）：1362-1365，1369.

王立军，陈颖，史春颖，等，2016. 特殊类型乳腺癌的X线征象分析［J］. 哈尔滨医科大学学报，50（1）：63-66.

Igarashi T，Ashida H，Morikawa K，et al，2016. Use of BI-RADS-MRI descriptors for differentiation between mucinous carcinoma and fibroadenoma［J］. Eur J Radiol，85（6）：1092-1098.

Liu H，Tan H，Cheng Y，et al，2011. Imaging findings in mucinous breast carcinoma and correlating factors［J］. Eur J Radiol，80（3）：706-712.

Wang XL，Tao L，Zhou XL，et al，2016. Initial experience of automated breast volume scanning（ABVS）and ultrasound elastography in predicting breast cancer subtypes and staging［J］. Breast，30：130-135.

Zhang L，Jia N，Han L，et al，2015. Comparative analysis of imaging and pathology features of mucinous carcinoma of the breast［J］. Clin Breast Cancer，15（2）：e147-154.

三、乳头Paget病

【临床与病理】

乳头Paget病（Paget disease of the nipple），于1874年由James Paget首次报道，特点是乳头的鳞状上皮内出现恶性腺上皮细胞，病变可蔓延至乳晕及其周围皮肤，常与乳腺癌伴发，患者乳头乳晕区皮肤呈慢性湿疹样改变，故又称湿疹样癌或癌性湿疹。乳头Paget病占乳腺恶性肿瘤的1%～4%。男女均可发病，可双侧发生，发病年龄27～88岁（平均54～63岁）。大体病理：乳头可正常，也可表现为发红、脱屑、瘢痕或表浅溃疡，溃疡可延伸至乳晕及其周围的皮肤，严重者整个乳头及乳晕区大片糜烂，甚至乳头消失。组织病理学特点为表皮内存在Paget细胞，其特征为体积大，圆形或椭圆形，胞质丰富、淡染，核大，核仁明显。罕见情况下，Paget细胞可在表皮-真皮交界处形成腺管结构。侵及真皮的罕见病例也有报道。钻取活检可实现术前诊断。其发病机制尚不明确，主要有两种假说，一种假说认为Paget细胞来源于输乳管或深部导管，然后迁移至表皮，另一种假说则认为乳头表皮内的良性细胞（Toker细胞）是Paget细胞的前体。乳头Paget病的临床表现可分为3种类型：①单纯的乳头乳晕病变，不伴有乳腺癌，主要表现为乳头湿疹或红斑改变，可伴有乳头溢液或溢血，严重者乳头乳晕可缺损、变平，甚至缺如、局部凹陷。②乳头乳晕病变伴发同侧乳腺内肿块（伴发乳腺癌）。③少数患者乳腺内肿块为首发表现，无明显的乳头乳晕病变，其诊断依靠术后的病理学检查发现乳头部特征性的Paget细胞。Paget细胞的CK7和CAM5.2几乎总是阳性，并且80%～90%的病例Her-2阳性。Paget病的治疗方法包括手术、放疗、化疗和内分泌治疗，传统的治疗方法是全乳切除加腋淋巴结清扫。Paget病大部分预后较好，影响其预后的因素包括是否伴发癌以及肿瘤的分期、是否有腋淋巴结转移以及特殊生物学标志物的表达。乳头Paget病病理见图5-4-9。

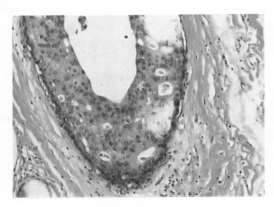

图5-4-9　乳头Paget病病理

（左乳头及乳头下腺体）Paget病，乳头下方导管内可见高核级导管原位癌。免疫组化：肿瘤细胞ER（－），PR（－），Her-2（3＋），CK7（＋），p40（－），Ki-67指数约20%

【影像学表现】

（一）超声表现

乳头Paget病早期超声检查多无明确病灶及局限性肿块。超声表现主要为乳头或乳晕区回声异常，还可发现乳腺内肿块及微钙化，彩色多普勒超声检查显示乳头内血流丰富（图5-4-10）。

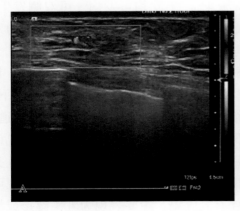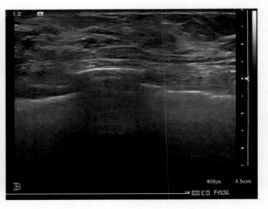

图5-4-10　乳头paget病超声

A、B示左乳3点钟位乳晕周围腺体层内见片状低回声区，范围2.5cm×0.7cm，边界不清，形态不规则，无立体感，较周边腺体回声略低，略增厚，内部回声不均匀，可见强回声光斑，内部可见血流信号，呈高阻型，RI为0.84

（二）X线表现

Paget病形态学表现多样，包括以下几种（图5-4-11）。

（1）乳头乳晕区皮肤增厚，当合并乳晕后导管增粗或乳晕后形成致密三角，尖端向后，乳头底部凹陷，形成所谓"漏斗征"时，则恶性可能性大。

（2）乳晕后导管增粗，导管造影见导管僵直，内壁不平。

（3）乳腺内肿块，Paget病乳腺内癌灶多为导管内癌，长期局限于导管内部，不形成肿块，导管造影能清楚地看到导管扩张和癌灶形成的充盈缺损；当癌灶增大或向管外浸润，则形成X线可见的肿块，典型征象是乳晕后肿块或密度增高区，向乳晕浸润伴明显的纤维组织增生，以索条状或带状与增厚的乳晕相连。

（4）局限性的结构紊乱，密度增浓不均，特别是位于乳晕后方且合并乳头乳晕区湿疹样变时，要考虑到本病。

（5）钙化：乳头Paget病易发生钙化，乳头乳晕内或乳晕后沿导管分布的多发细小点状、针尖样或分支状钙化是本病的特征性改变，钙化总体分布略显散在、局部聚集，部分沿导管方向走行。

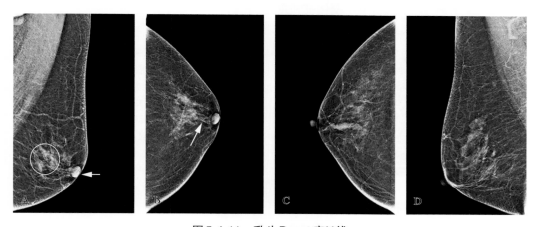

图5-4-11　乳头Paget病X线

A、B.左乳；C、D.右乳。示双乳呈少量腺体型，腺体呈絮状。左乳头增大，密度较对侧高（短箭），左乳外下象限腺体局部腺体增浓（圆圈），其内见散在钙化，腺体增浓区与乳头之间可见条索影（长箭）。右乳腺体内见点状钙化

（三）MRI表现

T_2WI可显示乳头乳晕区皮肤增厚，乳头乳晕区DWI呈高信号，增强MRI乳头乳晕区出现异常强化。乳腺内肿块，如乳头Paget病伴有导管内癌/浸润性导管癌，则与导管内癌/浸润性导管癌MRI表现相似，DWI呈高信号，动态增强的TIC类型多呈平台型和流出型，但乳腺Paget病的DWI高信号面积多明显小于异常强化范围（图5-4-12）。

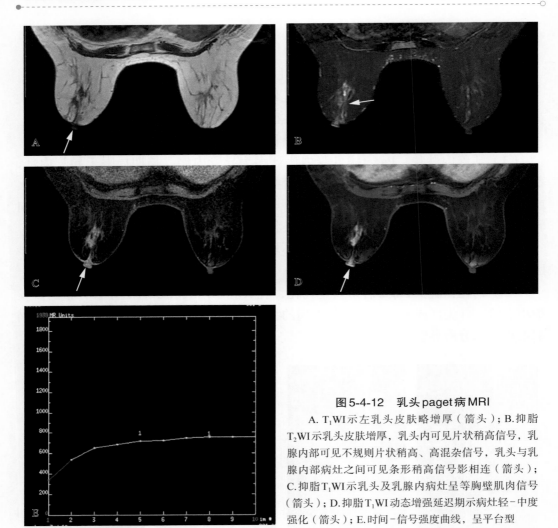

图 5-4-12　乳头 paget 病 MRI

A. T_1WI 示左乳头皮肤略增厚（箭头）；B.抑脂 T_2WI 示乳头皮肤增厚，乳头内可见片状稍高信号，乳腺内部可见不规则片状稍高、高混杂信号，乳头与乳腺内部病灶之间可见条形稍高信号影相连（箭头）；C.抑脂 T_1WI 示乳头及乳腺内病灶呈等胸壁肌肉信号（箭头）；D.抑脂 T_1WI 动态增强延迟期示病灶轻-中度强化（箭头）；E.时间-信号强度曲线，呈平台型

【诊断与鉴别诊断】

乳头 Paget 病主要临床表现为乳头反复糜烂、脱屑和瘙痒等。X线摄影、超声及 MRI 能发现乳头乳晕区改变、乳腺内肿块及钙化等征象，结合特征性临床表现并仔细观察病变的影像学特征，有助于做出正确诊断。需与湿疹和乳头部腺瘤相鉴别。

1.湿疹

（1）湿疹以青年多见，多为双侧发病，而乳头 Paget 病则以中老年为多，多为单侧发病。

（2）湿疹常乳晕先出现病变，或乳头乳晕同时出现病变，皮损较轻，皮质类固醇治疗能使症状迅速减轻或消失，而大部分乳头 Paget 病都是由乳头原发，皮损较重，可致乳头毁损。

（3）乳头 Paget 病的定量血流比和病理检查的毛细血管密度显著高于湿疹，使用多普勒超声检查检测乳头血流量有助于鉴别。

（4）行溢液涂片、皮损刮片或切片活检，镜下找到Paget细胞即可确诊乳头Paget病。

2.乳头腺瘤　乳头腺瘤为起源于乳头导管的良性病变。乳头Paget病与乳头腺瘤两者临床表现常有相似之处，如乳头红肿、糜烂、渗出、反复结痂。二者的发病年龄及超声表现有助于鉴别。

（1）乳头腺瘤发病年龄较轻，好发于40～50岁的停经前女性，而乳头Paget病常发生在老年女性。

（2）超声检查，乳头腺瘤表现为乳头内圆形或椭圆形低回声结节，边界清楚，无包膜，后方回声增强，彩色多普勒显示病灶内少量血流或边缘血流。而乳头Paget病超声表现主要为乳头或乳晕区回声异常，彩色多普勒超声检查显示乳头内血流丰富。

【比较影像学】

临床怀疑乳头Paget病，主张首选乳腺X线检查，其钙化的特征性表现对诊断乳腺Paget病有高度的提示性。但乳腺X线摄影对乳头Paget病的直接诊断有一定的局限性。超声与乳腺X线摄影可相互补充。对乳头Paget病肿块检出率、微钙化检出率、腋淋巴结的检出率，超声高于钼靶；而对乳腺弥漫分布的钙化检出率，超声低于钼靶。另外，当伴发的乳腺内恶性肿瘤为多灶性和多中心时，X线摄影通常会低估乳腺内癌灶的范围。MRI可能显示乳头异常增强、乳头-乳晕复合体增厚、相关的DCIS或侵袭性肿瘤强化情况，能够诊断出临床或乳腺X线/超声不能诊断出的乳头Paget病。综上，临床疑为Paget病应双侧乳腺行乳腺X线摄片，乳腺及相应引流区域做超声检查，乳腺X线摄片及超声未发现其他乳腺疾病，可行乳腺MRI检查。临床与各种影像学检查应相互补充，以确认或排除乳头Paget病的诊断。

参 考 文 献

陈春鸿，2017.乳腺Paget病患者的彩色多普勒超声诊断效果研究［J］.现代实用医学，29（3）：381-383.

史军华，朱婷婷，张体江，等，2018.乳腺Paget病的X线与MRI表现［J］.临床放射学杂志，37（2）：219-222.

王成刚，马榕，2013.乳头腺瘤的诊断与手术治疗［J］.国际外科学杂志，40（3）：148-149.

韦瑶，朱庆莉，李建初，等，2017.乳腺Paget病临床及超声影像学特征［J］.中国医学科学院学报，39（3）：396-400.

詹小林，严昆，关瑞宏，等，2015.彩色多普勒超声诊断乳腺Paget病的价值及分析［J］.中国超声医学杂志，31（8）：755-757.

朱瑞萍，2009.乳头派杰氏病与乳头腺瘤临床及病理特点分析［J］.中国实用医药，4（6）：44-45.

Gaurav A，Gupta V，Koul R，et al，2018. Practical consensus recommendatons for Paget's disease in breast cancer［J］. South Asian J Cancer，7（2）：83-86.

Ogata H，Mitsuzuka Y，Honma N，et al，2018. Sonographic visualization of nipple blood flow can help differentiate Paget disease from benign eczematous nipple lesions［J］. PLoS One，13（5）：e0197156.

Song Q，Jin Y，Huang T，et al，2015．Diagnosis and treatment of Paget's disease of the breast：an analysis of 72 cases［J］．Int J Clin Exp Med，8（10）：19616-19620．

Sripathi S，Ayachit A，Kadavigere R，et al，2015．Spectrum of Imaging Findings in Paget's Disease of the Breast-A Pictorial Review［J］．Insights Imaging，6（4）：419-429．

Wang J，Yu WJ，Wang X，et al，2018．Clinicopathological characteristics and prognosis analysis with Paget's disease of the breast［J］．Zhonghua Zhong Liu Za Zhi，40（7）：523-527．

Wei Y，Zhu Q，Li J，et al，2017．Clinical and Sonographic Features of Mammary Paget's Disease［J］．Zhongguo Yi Xue Ke Xue Yuan Xue Bao，39（3）：396-400．

四、炎性乳腺癌

【临床与病理】

炎性乳腺癌（inflammatory breast cancer，IBC）是一种少见却极具侵袭性的特殊型乳腺癌，在乳腺癌分期中炎性型乳腺癌属于T4d期。据流行病学调查，占原发乳腺癌约1%，发病年龄与其他乳腺癌类似。①临床表现：具有特征性，与乳腺炎相似，通常表现为乳腺迅速增大、疼痛，皮温升高，皮肤红肿、增厚、隆起、"橘皮样"改变，触诊乳腺弥漫变硬，累及1/3以上的乳腺，常无可触及的肿块。可见乳头扁平、皱缩和结痂。患侧腋窝常可触及质硬的淋巴结。②大体病理：乳腺皮肤红斑、增厚、"橘皮样"改变，通常不能触及肿块。③组织病理学：含丰富的血管和淋巴管，炎性乳腺癌病理学特征是乳腺被覆皮肤真皮内存在大量淋巴管癌栓，癌栓导致淋巴管阻塞并继发水肿，此为临床上出现炎性症状的原因。乳腺内的浸润性癌没有特殊的组织学特点，各种病理类型均可见于IBC病例，组织学分级高。④免疫组化：炎性型乳腺癌通常雌激素受体（ER）、孕激素受体（PR）阴性，人表皮生长因子受体（HER2）过表达，EGFR、p53和涎黏蛋白MUC1高表达，反映了肿瘤的侵袭性特点。E-cadherin过表达是炎性乳腺癌的特征，保持了肿瘤形成癌栓的黏附性。⑤治疗：目前对于无远处转移灶患者，综合治疗是标准的治疗方案；激素受体阳性和Her-2阳性的患者，行新辅助化疗、手术、放疗，还应进行内分泌及靶向治疗。对于已发生转移的患者，一般认为应首选系统化疗，若局部病变缓解且患者全身情况允许，才考虑行姑息性局部治疗。⑥预后：IBC是乳腺癌中预后最差的类型，随着综合治疗理念的深入，其预后有了明显的改善，但其结局仍然逊色于非炎症型局部进展期乳腺癌患者，影响预后的因素尚未完全明确，目前认为主要包括对化疗的反应、病理分期、腋淋巴结有无转移、激素受体情况、治疗方案的选择等，其中对化疗的反应是首要的预后因素。在分子分型中，三阴型局部复发和远处转移率高，总体生存率低，预后最差。

【影像学表现】

（一）超声表现

炎性乳腺癌病变广泛，图像表现多样化（图5-4-13）。

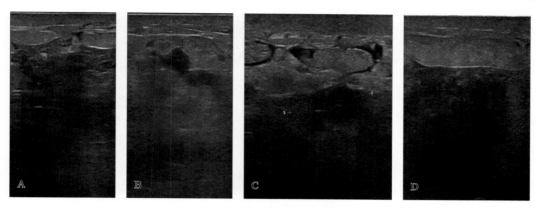

图5-4-13 炎性乳腺癌超声

A.腺体层内片状低回声区，范围约6.5cm×3.2cm×6.9cm，边界不清，形态不规则，周边呈蟹足样浸润，内部回声不均匀。B.腺体层内片状低回声区，范围4.3cm×1.7cm，内可见散在分布微钙化。C.乳腺局部皮下组织水肿，增厚。腺体层内低回声区，无立体感。D.腺体层内低回声团块，后方回声衰减

（1）皮肤：不同程度增厚。

（2）皮下脂肪层"卵石样"回声：皮下脂肪层回声增高，库珀韧带增粗，淋巴管扩张，形成纡曲的管状回声，呈"卵石样"改变。

（3）腺体改变：腺体增厚，模糊，界面不规则，后方伴有衰减。

（4）乳腺实质内肿块：边界模糊，形态不规则，内部回声不均匀，低回声为主，肿块后方回声无改变或衰减。

（5）血流特点：病变区血流信号较丰富，可探及动脉频谱，阻力指数＞0.76。多为Ⅱ～Ⅲ级。

（6）乳腺后间隙：部分患者乳腺后间隙显示不清，紊乱的腺体层与乳腺后间隙及胸肌间层次不清，无明确界线。

（7）腋淋巴结增大：可探及病变同侧腋淋巴结增大，横径均＞1cm，多为多发性，可相互融合。

（二）X线表现

见图5-4-14。

（1）皮肤弥漫性增厚，皮下脂肪层浑浊，皮下组织梁状、网状增粗。

（2）乳腺弥漫性密度增高，结构紊乱。

（3）局灶肿块：典型表现为形态不规则，边缘毛刺或向周围腺体浸润。由于全乳密度增高，常会掩盖肿块的显示。

（4）腋下淋巴结肿大。

（5）乳头回缩。

（6）细小的恶性钙化：较少见，此征象有助于与急性乳腺炎进行鉴别。

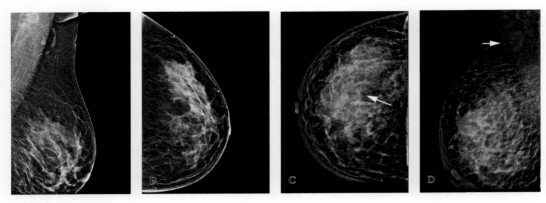

图5-4-14　炎性乳腺癌X线

　　A、B.左乳；C、D.右乳。示双乳呈多量腺体型，腺体呈团片状。右乳增大，皮肤弥漫增厚，皮下脂肪层浑浊，可见条状、网状密度增高影，乳腺内可见不规则肿块影（长箭头），腋窝可见增大淋巴结（短箭头）。左乳未见确切病征

（三）MRI表现

　　（1）乳腺增大，乳腺皮肤弥漫增厚，乳腺内部结构紊乱，脂肪层浑浊，弥漫多发条索状、网格状改变，T_1WI呈低信号，T_2WI呈高信号。

　　（2）乳腺内肿块，不规则团块或斑片状，T_1WI呈低信号，T_2WI呈稍高信号，增强扫描显示较清晰，不均匀强化，病灶TIC类型多呈流出型或平台型。

　　（3）可显示腋窝肿大淋巴结，呈T_1WI低信号、T_2WI稍高信号，增强扫描明显强化（图5-4-15）。

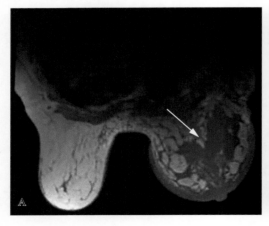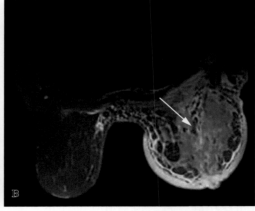

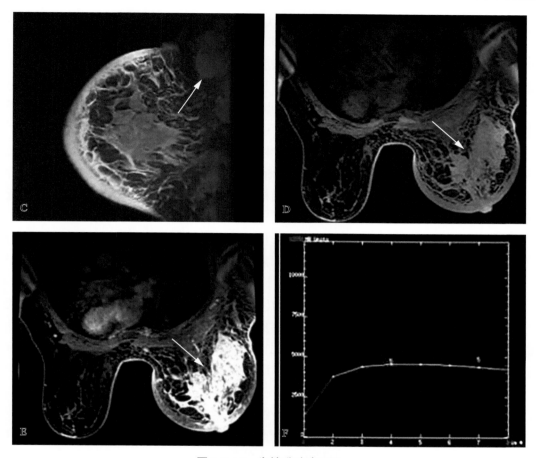

图 5-4-15 炎性乳腺癌 MRI

A. T_1WI 示右乳腺明显增大，皮肤明显增厚，乳腺内部可见多发条状、网格状低信号，局部可见不规则形低信号肿块（箭头）；B.抑脂 T_2WI 示乳腺内部多发条状、网格状高信号，肿块呈稍高信号（箭头）；C.矢状位抑脂 T_2WI 除了乳腺内病灶外，另可见腋窝增大淋巴结，呈稍高信号（箭头）；D.抑脂 T_1WI 示乳腺内肿块与增厚皮肤信号相仿（箭头）；E.抑脂 T_1WI 动态增强延迟期示乳腺内肿块明显强化（箭头）；F.时间-信号强度曲线，呈平台型

【诊断与鉴别诊断】

目前较为普遍认同的 IBC 诊断标准：①6 个月内迅速出现乳房皮肤发红、水肿和（或）"橘皮样"外观，并累及乳腺皮肤 1/3 以上；②组织活检病理学确诊为浸润性癌，可伴有或不伴有真皮淋巴管癌栓。通常无临床可触及的肿块，肿瘤活检需借助于影像学辅助检查。影像学检查在其诊疗过程中起着辅助诊断、协助分期和评估新辅助治疗效果的作用。

1.急性乳腺炎

（1）多发生于哺乳期女性，全身症状明显，乳房疼痛、发热、白细胞计数增高，经 1~2 周抗生素治疗后可有明显吸收、好转。而炎性乳腺癌患者发病年龄更大，病灶更大，更有可能皮肤增厚。

（2）X线检查显示肿块、微钙化或局灶性不对称更支持恶性病变。

（3）急性乳腺炎病灶边界不清楚，回声增强。探头挤压肿块时，局部有压痛，内部回声增强，但分布不均匀，如形成脓肿时，内部呈不均质的无回声区，但边界增厚而不光滑。脓肿液化不全时，内部可呈现不均质的光点或光团。彩色多普勒血流显像（CDFI）显示肿块周围及内部呈点状、散在血流信号，频谱形态以低速低阻型为主，炎性乳癌病灶内血流丰富，易引出高速高阻型血流频谱。

（4）腋淋巴结肿大：乳腺炎可有腋淋巴结肿大，呈椭圆形、扁圆形的良性表现，边缘光滑，髓质及淋巴结门显示清晰。而炎性乳腺癌腋淋巴结肿大呈恶性特征，圆形、类圆形、边界模糊、淋巴结结构消失，常多个融合，长径与横径比接近或＞1。

（5）MRI检查，对应病灶T_2WI高信号区域所侧的ADC值，乳腺炎组 [（0.75 ± 0.18）10^{-3} mm^2/s] 低于炎性乳腺癌组 [（2.06 ± 0.32）10^{-3} mm^2/s]，有助于二者的鉴别。

2.乳腺淋巴瘤　最常见的临床表现为乳房无痛性肿块，部分病例可表现为病变弥漫浸润使乳房变硬、局部皮肤受累，伴炎症改变，而与炎性乳腺癌相似。肿块表面皮肤呈青紫色为乳腺淋巴瘤特征性表现，肿块多为圆形或椭圆形，边界清楚，与皮肤和胸肌无粘连，与炎性乳腺癌不同。确诊依靠病理活检。

【比较影像学】

炎性乳腺癌在X线检查中呈全乳弥漫性密度增高，常会掩盖其内可能存在的肿块，但X线发现细小的恶性钙化有助于与急性乳腺炎进行鉴别。超声有时可检出X线不能检出的肿块。MRI可清晰显示乳腺内的异常，并可明确肿块的血供情况，可更好地界定病变范围、协助分期和评估疗效。

参 考 文 献

李群，李金茂，曹金凤，等，2003．彩色多普勒超声诊断特殊类型乳腺癌的应用价值［J］．医学影像学杂志，（5）：312-314．

李云阁，2012．超声对乳腺炎症型癌的诊断诊值［J］．临床超声医学杂志，14（6）：426-427．

梁彤，张建平，2014．炎性乳癌六例的超声表现与鉴别诊断［J］．实用医技杂志，21（1）：39-41．

王立军，陈颖，史春颖，等，2016．特殊类型乳腺癌的X线征象分析［J］．哈尔滨医科大学学报，50（1）：63-66．

张艳，2016．炎症性乳腺癌的临床病理特征及生物学行为分析［J］．中国实用医药，11（10）：46-47．

周静瑜，唐利立，2013．炎性乳腺癌的现状与进展［J］．中华普通外科学文献（电子版），（4）：307-310．

Dabi Y，Darrigues L，Pons K，et al，2017．Incidence of inflammatory breast cancer in patients with clinical inflammatory breast symptoms［J］．PLoS One，12（12）：e0189385．

Ha KY，Glass SB，Laurie L，2013．Inflammatory breast carcinoma［J］．Proc（Bayl Univ Med Cent），26（2）：149-151．

Kanao S，Kataoka M，Iima M，et al，2018．Differentiating benign and malignant inflammatory breast lesions：Value of T_2 weighted and diffusion weighted MR images［J］．Magn Reson Imaging，50：38-44.

五、隐匿性乳腺癌

【临床与病理】

隐匿性乳腺癌（occult breast cancer，OBC）是较少见的特殊类型的乳腺癌，一般是指腋淋巴结或身体其他部位转移为首发表现，临床体检和常规影像学检查往往不能发现乳腺内病灶的乳腺癌，诊断和治疗都具有挑战性。自 Halsted 于 1907 年首先报道 3 例以来，陆续有少量报道，国外报道隐匿性乳腺癌的发病率占全部乳腺癌的 0.2% ～ 1.0%，国内报道其发病率占同期乳腺癌的 0.3% ～ 0.5%；以绝经后中老年女性居多，男性罕见，文献报道发病年龄 40 ～ 72 岁，中位年龄 65 岁。

隐匿性乳腺癌患者多以腋窝无痛性肿块为首发症状，有时可有局部的神经及血管的压迫症状，少数以锁骨上淋巴结肿大及胸膜转移为首发症状，个别报道可以手指转移出现皮肤溃疡，输尿管转移出现尿路梗阻，胃肠道转移或副肿瘤综合征为首发症状。一般自发现转移灶至检出乳腺原发灶短者数天，长者可达两年以上。触诊乳腺内无实质性肿块，部分病例表现为患侧乳房局部腺体增厚、质韧，或较对侧略胀大。

隐匿性乳腺癌原发灶隐匿，然而其转移灶却生长较快，这种现象被称为差异性生长，隐匿性乳腺癌的特殊临床表现可能与机体特异的生物学免疫防御机制有关：侵袭力很强的少量癌细胞在形成初期即已迁出基底膜发生淋巴结转移，由于癌细胞的生长刺激，激发了机体的免疫系统，在抑制转移肿块生长的同时，也抑制了乳腺原发癌灶的生长，致使部分甚至全部原发癌细胞被消灭在萌芽状态，所以乳房触不到肿块或找不到癌灶。另外，纤维性乳腺病造成乳腺组织增厚、多发巨大囊肿合并出血或病灶深在也会妨碍小原发灶的检出。

根据检测手段的不同，隐匿性乳腺癌具有相应不同的定义，临床无明显表现的乳腺癌称为临床隐匿性乳腺癌，乳腺 X 线摄片未能检查出的乳腺癌称 X 线隐匿性乳腺癌，MRI 未检出的称为 MRI 隐匿性乳腺癌等。随着影像学技术的提高，一些在以前诊断为隐匿性乳腺癌患者改为普通乳腺癌伴腋淋巴结转移。

隐匿性乳腺癌病理与一般乳腺癌相似，以浸润性导管癌为多。肿块多在 1cm 以下，甚至仅能镜下可见，为了减少乳腺微小原发灶病理漏诊率，应从下面几个方面处理：①术前乳腺 X 线片可疑区域细针定位及术后大体标本与 X 线标本对照；②应用连续病理切片检查或全乳大病理切片检查技术；③全乳大片电镜检查。光镜下腋淋巴结转移灶癌细胞特点多为中-低分化，表现为淋巴结弥漫浸润的、成片的、大 Apocrine 样细胞，如癌巢含筛孔样或粉刺样结构则高度支持来自乳腺癌。对于 OBC 来源的确定更多依赖于免疫组化指标，OBC 的 CK7、GCDFP-15 多呈阳性表达，而 TTF-1 和 CK20 则多呈阴性表达。文献报道 CK7 和 CK20 联合检查有助于判断原发灶的来源：CK7（＋），CK20（－），原发肿瘤位于乳腺、卵巢或肺的可能性较大；CK7（－），CK20（＋），胃肠道肿瘤可能性较大。抗人乳腺癌单抗M4G3对OBC检测具有较高的特异性。ER或PR检测若为阳性，对OBC的诊断有重要的参考意义，但两者阴性并不能排除OBC的诊断。OBC的Her-2阳性率高，Ki-67指数较高，其分子亚型构成以Luminal B型最为多见，见图5-4-16。

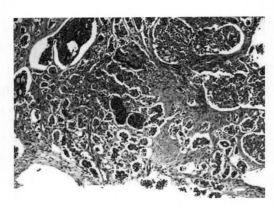

图5-4-16 隐匿性乳腺癌病理

（右乳肿块）穿刺组织：浸润性腺癌，癌组织大部分为浸润性微乳头状癌。免疫组化结果：ER（90%中等＋），PR（－），Her-2（1＋），Ki-67（35%），GATA-3（－），MAG（乳球蛋白）（弱＋），EMA（＋）：提示瘤细胞极向翻转，呈微乳头状

隐匿性乳腺癌的传统治疗方法是乳房切除加腋淋巴结清扫，其优点在于可以通过术后仔细的病理学检查，发现乳腺内隐匿的病灶，从而明确诊断。但越来越多的研究表明，在影像学检查能找到原发灶的情况下行保乳术，或在影像学检查无阳性发现的情况下行腋淋巴结清扫加全乳放疗，在保留了乳房的同时，与乳腺癌改良根治术有相同的生存率。Ⅱ期隐匿性乳腺癌，应进行化疗；Ⅲ期隐匿性乳腺癌，应进行化疗和放疗。隐匿性乳腺癌预后与原发癌的病理类型、腋淋巴结转移数目、激素受体的表达情况等有关，当淋巴结转移数目≥4个或分型为三阴性乳腺癌时，肿瘤进展较快，复发和死亡风险较高。

【影像学表现】

（一）超声表现

见图5-4-17。

（1）常表现为腋下多发肿大淋巴结，淋巴结形态多呈圆形或椭圆形，皮质常有不均匀性增厚、偏心，偶见皮质内小钙化灶，较具特异性，血流较为丰富。

（2）乳腺内低回声病灶，常表现为病灶的形态不规则，边缘粗糙，内部回声不均匀，后方回声衰减，纵横比＞1，超声血流分级Ⅱ级以上。

（3）乳腺内结构回声稍紊乱但未见明显包块。

（4）可无异常发现。

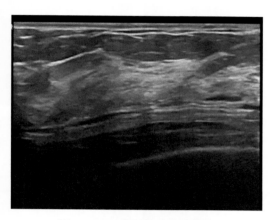

图 5-4-17　隐匿性乳腺癌超声

乳腺腺体层形态正常，内部回声正常，未见明显占位病变，未见异常血流信号

（二）X线表现

对临床触及不到异常的隐匿性乳腺癌，X线摄影可有阳性发现，包括孤立模糊小结节影、簇状微小钙化、局灶性致密影、小结节状影伴微细钙化、毛刺样肿块、局部腺体结构紊乱。也可乳腺内无异常，单纯表现为腋淋巴结肿大及血管增多、增粗、纡曲，腋淋巴结可伴微钙化。对于有乳头溢液而X线摄影表现阴性的患者，应行导管造影检查，以发现导管内病灶。

（三）MRI表现

见图 5-4-18。

（1）常表现为体积较小的肿块型病变或局灶性、点状、线样或段样分布的非肿块样强化病变，TIC 类型多呈平台型。

（2）肿块的边缘不规则，有分叶和毛刺，T_1WI 呈低信号，T_2WI 呈低信号或稍高信号，内部信号不均匀。DWI 检查 ADC 值较低。

（3）病灶可单发、多发，也可双乳腺病变。

（4）也可双侧乳腺未见异常，胸小肌、胸壁或腋下发现异常信号。

（5）最近文献报道，乳腺 MRI 的深度学习分析可预测导管癌的隐匿性浸润性病灶。

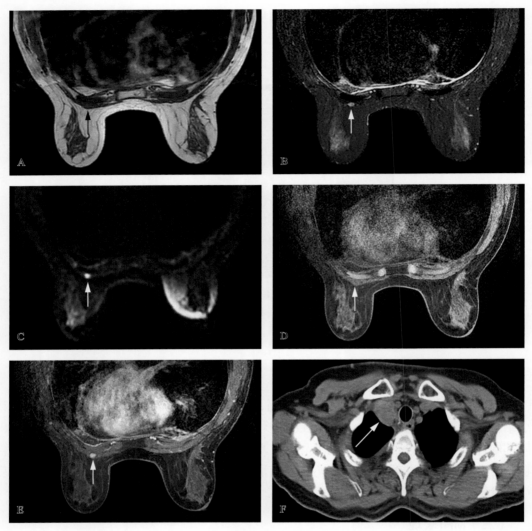

图5-4-18　隐匿性乳腺癌MRI与CT

A. T_1WI；B.抑脂T_2WI；C. DWI；D.抑脂T_1WI；E.抑脂T_1WI增强，示双乳等大、对称，呈中量腺体型。双侧乳腺皮肤完整，形态未见异常改变。双侧乳腺内未见明显异常信号影，增强扫描未见明显异常强化灶。左侧胸壁软组织内见一结节（箭头），T_1WI呈等肌肉信号、T_2WI呈稍高信号，DWI呈高信号，增强扫描明显强化。F.CT平扫，示右上纵隔增大淋巴结（箭头）

【诊断与鉴别诊断】

OBC病灶隐匿，无乳房肿块，极易被漏诊或误诊。学者建议其诊断流程如下：发现腋窝可疑的肿大淋巴结但乳腺查体阴性时，做乳腺超声或X线钼靶摄片。如果乳腺影像学检查有异常，则做相应影像引导定位活检。如果活检发现癌组织，则根据Ⅱ期或Ⅲ期乳腺癌处理。对于乳腺超声或钼靶摄片检查阴性及其引导定位活检阴性的患者，行乳腺MRI检查。如果乳腺MRI有阳性发现，则在MRI引导下行乳腺活检，活检阳性则按照Ⅱ期或Ⅲ期乳腺癌治疗；如果乳腺MRI检查为阴性，则行腋淋巴结粗针穿刺，同时寻找乳腺以外的原发病灶，包括黑色素瘤、肺、胃肠道、甲状腺等。对腋窝穿刺所得组织进行 ER、PR 和免疫组化检查，如果与乳腺原发病灶一致，则寻找全身转移病灶。如果找到远处转移病灶，则按照Ⅳ期乳腺癌处理，如果没有找到转移病灶，按Ⅱ期乳腺癌处理。

鉴别诊断需考虑到能够导致腋淋巴结肿大的其他疾病。

（1）腋部淋巴结结核：淋巴结结核常见于青少年或婴幼儿。临床首发症状多为局部淋巴结无痛性肿大，部分可出现红细胞沉降率增快。多为单侧发生，钼靶表现为淋巴结肿大，密度增高，淋巴结门消失，少数淋巴结可伴粗大钙化为其特点，与乳腺癌转移性淋巴结肿大伴微钙化不同。超声成像随病变发展阶段不同而表现为 4 型，分别为低回声型、团块型、液化型及窦道型，也会出现各种类型病灶同时存在于同一患者的情况。

（2）腋部淋巴结炎症：多为单侧发生，临床多伴炎性表现，局部红肿热痛，触痛明显。多继发于其他化脓性感染病灶，可引起淋巴结周围炎，并可发展成为脓肿。X 线钼靶摄片表现为密度增高，但增高程度没有转移性肿瘤明显。病灶边缘多模糊，甚至伴周围水肿表现。超声显示淋巴结髓质比例增大，回声增强，较少有融合现象。

（3）腋部淋巴瘤：可单发于一侧腋窝，也可两侧腋窝或全身多部位多发，质韧或硬。淋巴结更趋于圆形，且有互相融合。X 线钼靶摄片显示密度增高，淋巴结门消失，形态欠规则。超声表现为髓质结构紊乱，多为均匀低回声，部分呈极低回声为其特点，部分呈内部粗糙回声或皮质增厚，内部或周边血流信号增多，血流速度增加。

（4）原发于腋窝副乳腺的原位癌，副乳腺常双侧同时出现，位于腋中线处，质地同正常乳腺。其免疫组化表现与乳腺癌类似，但通常能够在腋窝副乳腺组织中找到原位癌或浸润癌的成分。

（5）以腋淋巴结肿大为首发症状的恶性黑素瘤，其组织结构及病理形态变异很大，当上皮样细胞呈腺样排列时需与乳腺癌相鉴别，转移性恶性黑素瘤胞质中常有黑色素颗粒及核内包涵体，免疫组化 HMB45、S-100 及 Vimentin 阳性率高。

（6）转移至腋窝或锁骨上淋巴结的肿瘤也可来自肺、消化道、卵巢等部位，但转移多属晚期，隐匿性癌极少见，且常伴有其他阳性症状和明显的临床体征。

【比较影像学】

X 线钼靶摄片在显示钙化方面有优势，在隐匿性乳腺癌中，至少 50%～60% 是单独凭借钙化做出诊断的。但钼靶也存在明显的缺点，如密度分辨率低，对致密型乳腺及小乳房的病变检出敏感度差；对近胸壁病变难以显示；对深位、高位病变易漏诊；腋淋巴结不易显示完整；无法了解肿瘤的血供情况。

对 X 线钼靶摄片隐匿性的患者，尤其是致密型乳腺女性，超声有时能够检测到病变，但是超声对非肿块病变，如结构扭曲或微钙化的探测有很大的局限性，对＜0.5cm的微小病灶也不易发现。

乳腺增强MRI扫描是目前最敏感的方法，美国国立综合癌症网络乳腺癌临床实践指南建议，当乳腺X线摄片及超声无法发现乳腺原发病灶时，MRI应为首选的检查方法，尤其对乳房较大且肿块较小的乳腺癌有独特的优势。但对钙化的显示不如钼靶。

多种影像学检查方法联合应用能够显著提高病灶检出率，且具备较高的准确性。

参 考 文 献

成瑞明，刘罩明，南大鹏，等，2015. 超声在腋窝淋巴结结核诊断中的价值探讨 [J]. 中华超声影像学杂志，（5）：453-454.

胡卫东，汪必成，陈慧莉，等，2002. 首发腋窝淋巴结转移瘤26例临床分析 [J]. 肿瘤防治研究，29（6）：479-481.

黄清丰，吕晶，霍彦平，等，2014. 隐匿性乳腺癌72例临床病理特征和预后分析 [J]. 中华内分泌外科杂志，8（2）：112-115.

姜明强，张连平，郭广成，2013. 54例隐匿性乳腺癌的临床病理特征分析 [J]. 河南医学研究，22（6）：828-831.

金贤德，周乐夫，王甄，等，2014. 原发性隐匿性乳腺癌的磁共振成像特点 [J]. 当代医学，（23）：13-14.

刘文新，许云飞，朱彦，等，2012. 3.0T高场磁共振动态增强联合钼靶对隐匿性乳腺癌的诊断价值研究 [J]. 现代医药卫生，28（15）：2241-2242.

齐昕，2015. 钼靶、超声、核磁共振成像对隐匿型乳腺癌诊断价值的对比分析 [J]. 包头医学，39（1）：20-22.

王翠红，胡大章，周轶群，等，2011. 钼靶乳腺摄影与高频超声诊断乳腺隐匿性病变的可行性及其互补作用 [J]. 实用医学影像杂志，12（5）：319-320，326.

王子良，张维民，2016. 隐匿性乳腺癌的诊治分析（附9例报道）[J]. 中国医药指南，14（18）：177-178.

叶阮健，何权瀛，朱奇志，等，2003. 腋部淋巴结结核一例 [J]. 中华结核和呼吸杂志，26（3）：164.

袁静萍，袁修学，高利昆，等，2017. 隐匿性乳腺癌伴同侧腋窝、颈部淋巴结多发转移一例 [J]. 中华病理学杂志，46（11）：797-798.

张俊杰，杨晓棠，杜笑松，等，2018. 隐匿性乳腺癌的MRI表现及临床病理特征 [J]. 中华肿瘤杂志，40（1）：40-45.

赵涓涓，张弘，雷露，等，2014. 隐匿性乳腺癌5例临床病理分析 [J]. 诊断病理学杂志，21（11）：676-679.

钟颖，孙强，黄汉源，等，2010. 隐匿性乳腺癌的诊断和治疗 [J]. 中华肿瘤杂志，32（9）：716-718.

Alsayed B，Abdulla HA，Alaskar H，et al，2019. Male occult triple-negative breast cancer [J]. BMJ Case Rep，12（4）：e229482.

Khoury T，Mendez A，Peng X，et al，2020. Clinicopathologic characteristics of malignant non-hematopoietic tumors first presented as an axillary mass with emphasis on occult breast carcinoma［J］. Int J Clin Oncol，25（2）：292-300.

Messinger J，Lee MV，2020. Paraneoplastic syndrome as the initial presentation for a mammographically occult breast cancer［J］. Breast J，26（3）：522-523.

Monib S，Pakdemirli E，Chong K，2019. Mammographically and MRI occult breast cancer［J］. BMJ Case Rep，12（6）：e230190.

Navarro LC，Falcão-Junior PC，de Rezende A，et al，2019. Occult breast cancer associated with lymph node microcalcifications［J］. Breast J，26（4）：784-785.

Onishchenko E，Altom K，Khalafi F，et al，2019. Extensive hemorrhagic cysts distorting breast and masking occult malignancy［J］. Breast J，26（3）：527-528.

Wang X，Fan L，Yan W，et al，2018. Axillary lymph node metastasis as the first manifestation of male occult breast cancer：A Case Report［J］. Medicine（Baltimore），97（50）：e13706.

Zhu Z，Harowicz M，Zhang J，et al，2019. Deep learning analysis of breast MRIs for prediction of occult invasive disease in ductal carcinoma in situ［J］. Comput Biol Med，115：103498.

六、妊娠相关乳腺癌

【临床与病理】

妊娠期乳腺癌（gestational breast cancer，GBC）又称妊娠相关乳腺癌（pregnancy associated breast cancer，PABC），是指发生于妊娠期和（或）哺乳期的乳腺癌，包括从妊娠起始至分娩后1年内新发生的乳腺癌。2019年最新发布的NCCN乳腺癌治疗指南中根据患者的妊娠时间将PABC分为4个不同阶段，分别为妊娠早期乳腺癌（妊娠起始至妊娠3个月）、妊娠中期乳腺癌（妊娠4～7个月）、妊娠晚期乳腺癌（妊娠7～10个月）及哺乳期乳腺癌。PABC是一种发病率较低的特殊类型乳腺癌，据国外统计，其在妊娠期女性中的发病率约为1/3000，在全部乳腺癌的发病率为0.76%～3.80%，平均发病年龄30～35岁。国内文献报道显示占全部乳腺癌的1%～8%，且其发病率有上升的趋势，多发生在妊娠次数或生育次数在2次或2次以上者，这可能与我国放开二孩政策、生育年龄延迟与乳腺癌发病高峰重叠及哺乳时间较长有关。

PABC的临床表现与非妊娠期乳腺癌相似，以进行性增大的无痛性乳房肿块为主要表现，偶可表现为局限性增厚，乳头血性溢液，进展至晚期可表现为乳头内陷、皮肤破溃、腋窝及锁骨上淋巴结肿大等症状。PABC的病理分型无特殊性，以浸润性导管癌居多，低分化型常见，免疫组化雌激素受体（estrogen receptor，ER）、孕激素受体（progesterone receptor，PR）阳性率低，Her-2过表达率高，Ki-67核抗原指数高。PABC容易被延误诊断，在触诊有明显乳房肿块的女性中，仅有7%的患者在1个月内得到治疗，而约80%的患者在产后12周才被诊断，所以大多数PABC患者分期偏晚。因其初诊分期较晚、组织学分型差、腋淋巴结易发生转移，PABC预后相对非妊娠期乳腺癌差。另有文献报道，在发病年龄相同、治疗时间相近及病理类型相同的条件下，PABC组和非PABC组的3年总生存率及无病生存率差异并无统计学意义。故提高对妊娠期及哺乳期乳房肿块的警惕，早期发现、诊断并及时给予规范化治疗是改善PABC患者预后的关键。推荐妊娠女性在首次产检时应常规进行乳腺检查，产科医师对妊娠妇女从妊娠早期就开始常规进行乳腺和腋淋巴结检查，一直延续到哺乳期结束。若发现乳房肿块，超过2周未自行消失时，需行进一步的影像学检查甚至活检。细针穿刺是常用诊断乳腺癌的方法，但其只能做细胞学而非组织学诊断，需要有经验的病理学专家来判读。超声引导下空芯针穿刺活检可提供组织学检查，有个别患者在哺乳期行空芯针活检时出现乳瘘，但总体来说是相对安全的。手术切除活检标本量充分，可给出详细的病理类型、分子分型等信息，明确诊断。一旦确诊妊娠期乳腺癌，首先要考虑是否继续妊娠。目前认为要综合考虑患者激素受体情况、孕周、乳腺癌分期、治疗需要及患者的意愿来决定。发生在妊娠早期、临床Ⅰ期、手术治疗后无须放疗的乳腺癌患者，通常可以选择继续妊娠；若患者分期较晚或继续妊娠将严重影响治疗时，建议终止妊娠，但有研究发现，治疗性终止妊娠似乎并不能延长患者总生存时间。对于选择继续妊娠的患者，应对胎儿在宫内的生长发育情况进行监测。PABC的治疗，除了应遵循普通乳腺癌的治疗原则以外，还需要考虑母体和胎儿对手术治疗及全身治疗的耐受性，故治疗方案的选择应格外慎重。手术治疗是首选，改良根治术是最佳手术方式，妊娠早期患者不推荐行保乳手术。妊娠期化疗必须个体化，一般推荐在妊娠中晚期行化学治疗，妊娠前3个月则应避免。放疗因对胎儿有影响，应在分娩后或终止妊娠后进行。妊娠期乳腺癌患者不建议用内分泌治疗和靶向治疗。关于PABC患者治疗后的生育问题，乳腺癌后的妊娠是否可促进或阻碍乳腺癌的复发，目前尚不明确。

【影像学表现】

（一）超声表现

（1）PABC的超声表现与非PABC相似，主要表现为边界欠清的不规则的低回声肿块，回声不均匀，大部分肿块内血流信号丰富，频谱呈高速高阻（图5-4-19）。

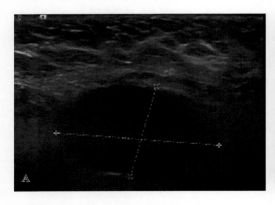
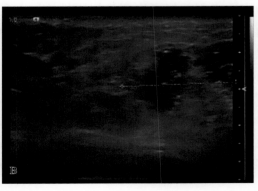

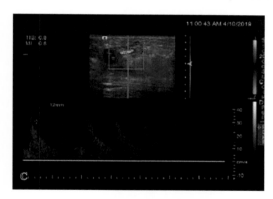

图 5-4-19　哺乳期乳腺癌超声

　　A.右腋下肿大淋巴结，大小为 3.7cm×2.3cm，边界清，形态规则，未见淋巴结门回声，未见血流信号；B.乳腺腺体层内片状低回声区，边界不清，形态不规则，呈蟹足样向周围浸润，内部见大量密集强回声光点；C.肿块边缘可见丰富血流信号，并探及动脉频谱，峰值 37cm/s，RI 0.72

　　（2）乳腺有哺乳期特征，乳腺导管增宽，腺体增厚，血供丰富，局部水肿及皮肤增厚等。

　　（3）与非妊娠哺乳期乳腺癌相比，PABC 更常见病灶后方回声增强及囊性成分。

　　（4）少数可出现钙化及腋淋巴结肿大。

　　（5）极少数可无异常表现。

（二）X 线摄影表现

　　最好先拍摄斜位片，若发现可疑的肿块，则同时观察双侧乳腺的中间外侧位和头尾片以排除多灶性乳腺癌和双侧乳腺癌。哺乳期检查之前，应尽可能清空乳房以降低乳腺密度。X 线摄影表现多样（图 5-4-20）。

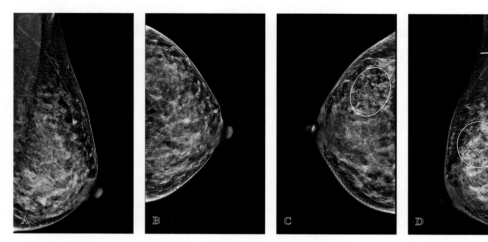

图 5-4-20　哺乳期乳腺癌 X 线

　　A、B.左乳；C、D.右乳。示双乳呈多量腺体型，腺体呈结节状。右乳外上象限腺体内见簇状分布多形性针尖样钙化（圆圈），局部未见确切肿块，邻近腺体未见结构扭曲，右侧腋下见多枚增大淋巴结（箭头）

（1）主要表现为非钙化肿块、广泛的钙化。

（2）还可见局部增生、钙化肿块、局部钙化簇。

（3）双侧乳腺密度分布不对称。

（4）弥漫性乳腺皮肤和小梁增厚。

（5）腋淋巴结增大。

（6）可无异常表现。

（三）MRI表现

见图 5-4-21。

（1）最常见的表现是孤立的形状不规则的肿块，不均匀增强，TIC类型呈流出型。

（2）单发肿块多见，亦可无肿块或多发肿块。

（3）可呈圆形，边缘可呈不规则状、针状。

（4）增强可表现为不均匀强化、环形强化、肿块样强化、节段性强化、弥漫强化。

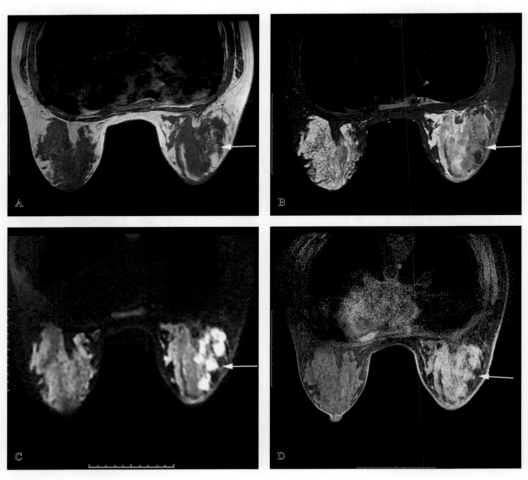

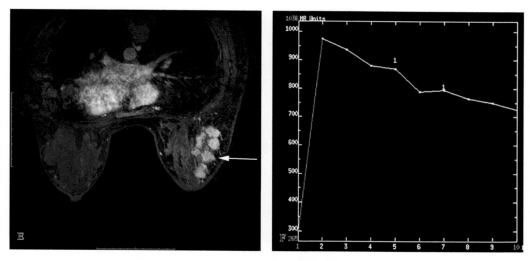

图 5-4-21　哺乳期乳腺癌 MRI

A. T_1WI 示双侧乳腺腺体增厚，右乳外象限局部可见不规则形低信号（箭头）；B. 抑脂 T_2WI 示增厚的乳腺腺体呈高信号，肿块呈不规则稍高信号（箭头）；C. DWI 示肿块呈高信号（箭头）；D. 抑脂 T_1WI 示肿块呈稍高信号（箭头）；E. 抑脂 T_1WI 动态增强早期示肿块明显强化（箭头）；F. 时间-信号强度曲线，呈流出型

（5）TIC 类型可呈流出型、平台型。

（6）少数病例 MRI 显示的肿瘤大小或病灶范围大于乳腺 X 线或超声检查。

（7）腺体增厚、水肿。

（8）淋巴结肿大。

病理表现见图 5-4-22。

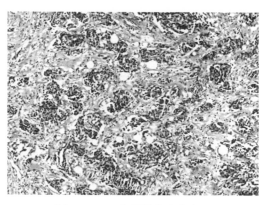

图 5-4-22　哺乳期乳腺癌病理

穿刺活检病理：（右乳肿块穿刺组织）腺癌。免疫组化结果：ER（90% 中等强度＋），PR（－），Her-2（2＋），AR（30% 中等＋），CK5/6（弱＋），EGFR（－），Topo Ⅱ（Ⅰ级），p53（5% 中等＋），BRCA1（－），Ki-67（30%）。FISH 诊断结果：Her-2 基因扩增

【诊断与鉴别诊断】

妊娠期及哺乳期间，乳腺在雌、孕激素的影响下增生肥大，乳腺变得致密，

PABC易被误诊、漏诊或延迟诊断，妊娠期或哺乳期出现乳房肿块需要乳腺专科医师仔细触诊后选择恰当的影像学检查方法予以充分评估。对于哺乳期乳房肿块，在抗炎对症治疗后，病灶改变不明显甚至加重时，应考虑哺乳期乳腺癌的可能。对于有明显肿块并且高度怀疑恶性的妊娠期、哺乳期的女性，空芯针穿刺和手术切除活检是确诊PABC的最佳方案。

妊娠期及哺乳期乳腺占位最常见的病变是炎性肿块，妊娠期及哺乳期乳腺的炎性症状不宜简单地归于急性乳腺炎，应仔细检查分析以资鉴别两者。①乳房的红、肿、热、痛等炎症表现：急性乳腺炎皮肤红肿可较局限，亦可较广泛，颜色为鲜红；乳腺癌皮肤改变往往累及整个乳房，颜色为暗红或紫红色；急性乳腺炎皮肤呈凹陷性水肿，乳腺癌的皮肤水肿呈"橘皮样"。②淋巴结改变：急性乳腺炎的腋淋巴结相对柔软，与周围组织无粘连，推之活动性好；乳腺癌的腋淋巴结肿大且质硬，与周围组织粘连，推之不易活动。③全身症状：急性乳腺炎常有寒战、高热等全身炎症反应，乳腺癌通常无明显全身炎症反应，即使伴有发热，也常为低热或中等热度。④病程：急性乳腺炎病程短，可在短期内化脓，抗炎治疗有效，乳腺癌一般不化脓，可延及同侧乳腺以外的颈部及手臂，抗炎治疗无效，抗炎治疗时间应控制在1周以内，及时复查。

【比较影像学】

超声检查对PABC有较高的敏感性，准确率较高，且安全、简便、无创、无辐射，可作为妊娠期女性的首选乳腺检查方法，尤其适用于临床无法触及肿块的患者。但超声对微小钙化敏感性低。

X线摄影可发现微钙化簇，弥补超声对钙化不敏感的不足。但是，妊娠期乳腺腺体致密度增高，X线不容易穿透，乳腺癌检出率一般较低，文献报道X线摄影对PABC的灵敏度不足70%。数字钼靶检查相较于乳腺X线片对致密性腺体的敏感性更高，同时放射线剂量减少了75%。一般认为小于0.1Gy的放射线剂量对胎儿无明显影响，妊娠期间每侧乳腺进行标准的两张钼靶摄片，对胎儿的投射剂量仅为0.004Gy，如提供腹部铅屏障，可以进一步将对胎儿的辐射量降低到0.1mGy以下。因此对于妊娠期和哺乳期女性，钼靶检查是相对安全的。不过国内患者对于妊娠期行钼靶检查仍不太接受，故不推荐作为常规检查，只有高度怀疑为乳腺癌时可以选用。

MRI对PABC虽然具有很高的敏感性，但不作为妊娠期及哺乳期间乳腺疾病筛查的首选。普遍认为MRI不应用于妊娠前3个月，MRI目前应用最广泛的造影剂为Gd-DTPA，钆可通过胎盘进入胎儿体内循环，诱导胎儿肾脏系统性纤维化，美国放射安全指南建议避免在妊娠期静脉注射钆，只有绝对必要时方可考虑使用。同时，MRI的强力磁场、发热及气浊效应也可能对胎儿的生长发育造成影响。影像学家们认为只有在其他检查不能提供信息且一旦明确诊断将对孕妇的治疗带来本质性改变，并且不能延期至分娩后的情况下可以选择MRI。在哺乳期应用MRI目前认为是相对安全的，钆物质可排泄到母乳中，其含量约为母体剂量的 0.000 4%，为了避免婴儿摄入钆，应在给药后停止哺乳24～48小时。

参 考 文 献

陈涛，2007．炎性乳腺癌1例误诊分析［J］．中国医师进修杂志，30（z2）：127-128．

付士光，张灿，蒋爱梅，2017．妊娠哺乳期乳腺癌误诊1例［J］．临床合理用药杂志，10（31）：175，179．

靳继海，刘玉娟，王强，2018．妊娠相关乳腺癌的临床和病理特点及预后的影响因素分析［J］．东南大学学报（医学版），37（3）：440-444．

梁艳，张丽娜，杨艳芳，等，2015．77例妊娠哺乳期乳腺癌的临床特点及预后分析［J］．中华普通外科杂志，30（4）：300-303．

吕勇刚，凌瑞，2014．妊娠期乳腺癌的诊治及预后［J］．中华乳腺病杂志（电子版），（5）：306-309．

王雪玮，王昕，高纪东，2017．妊娠期乳腺癌的诊断与治疗［J］．中国医刊，52（2）：20-22．

吴尚谕，2016．妊娠相关乳腺癌的临床特点及预后分析［D］．新疆医科大学．

袁红梅，刘健，熊斌，等，2015．哺乳期乳腺癌误诊为乳腺脓肿1例［J］．重庆医学，（33）：4750-4751．

Myers KS，Green LA，Lebron L，et al，2017．Imaging Appearance and Clinical Impact of Preoperative Breast MRI in Pregnancy-Associated Breast Cancer［J］．AJR Am J Roentgenol，209（3）：W177-W183．

Taylor D，Lazberger J，Ives A，et al，2011．Reducing delay in the diagnosis of pregnancy-associated breast cancer：how imaging can help us［J］．J Med Imaging Radiat Oncol，55（1）：33-42．

七、男性乳腺癌

【临床与病理】

男性乳腺癌（male breast cancer，MBC）是一种好发于老年男性乳晕区的罕见恶性上皮肿瘤，在大众群体中的发病率约为1/10万，尤其是在男性癌症疾病中更是极少见。男性乳腺癌在全世界呈地域性分布，调查显示，黑种人发病率较白种人高，在白种人区域中，美国的发病率较其他国家高，但是男性乳腺癌的总发病率在全球仍呈上升趋势。

男性乳腺癌的病因至今仍不清楚，可能与以下几种因素相关。

（1）遗传因素：男性乳腺癌基因改变和女性患者并非完全相同，男性乳腺癌与13号染色体的*BRCA2*基因突变相关，BRCA2参与DNA的损伤后修复，当内源性或外源性因素导致基因发生突变时，可能引起癌症的发生。此外，男性乳腺癌的患病风险还与编码细胞周期调节激酶（CHEK2）、细胞色素 CYP17A1 等变异相关。

（2）激素影响：男性体内雌激素过多或者是雌、雄激素的不平衡调节都会使男性患乳腺癌的风险提高；睾丸功能异常、睾丸切除术后、Klinefelter综合征的男性患者，患乳腺癌的风险亦会增加，发病率较正常男性提高了近50倍。

（3）其他危险因素：年龄、种族、辐射暴露、磁场暴露、肥胖、肝脏疾病等都是MBC发病的危险因素。

病理学上，其组织学分型有以下两种。

（1）原位癌。虽然导管和小叶原位癌均可发生于男性。男性的小叶癌非常罕见，因为女性乳腺腺体发达，乳腺腺叶为15～20个，其中又由众多乳腺小叶组成，而男性乳腺缺乏，所以小叶癌在MBC中比例不足1%，小叶原位癌亦少见。导管内原位癌发生率约为10%。根据瘤细胞核级别、坏死和排列极向性分为低、中、高三级。其组织学分型有筛状型、粉刺型、乳头状型、微乳头型、实体型等。

（2）浸润性癌。非特殊型（NST）浸润性癌是最常见的类型，与发生于女性乳腺相同。男性浸润性乳头癌比女性多见，占所有MBC的2%～4%。其他类型如导管内乳头状癌、炎性乳腺癌、Paget病、硬癌、腺样囊性癌等临床少见。其免疫学分型：从肿瘤免疫表型特征方面进行分类，主要包括雌激素受体（ER）、孕激素（PR）、人类表皮因子受体2（Her-2），并根据肿瘤免疫表型特征表达情况将乳腺癌疾病患者分为4种分子亚型，即为LuminalA型（表示ER或者PR阳性，而Her-2为阴性）、LuminalB型（表示ER或者PR阳性，而Her-2为阳性）、Her-2型（表示ER或者PR阴性，而Her-2为阳性）及Basal-like型。

临床中，男性乳腺癌患者的生存率低于女性患者，不仅由于生理解剖差异导致，极大部分是由于临床体征不明显，未引起足够重视，导致治疗偏晚，延误治疗。男性乳腺癌临床可有如下改变：①乳腺无痛性肿块。由于男性乳腺腺体组织较少，所以男性乳腺癌患者典型的体征是乳头或乳晕区下方可触及一无痛、质地较硬的肿块，一般是单侧。②乳头异常。可伴有皮肤增厚，乳头凹陷、溢液等改变。但许多患者即使触及到肿块，由于缺乏患病意识，很少会意识到可能为乳腺癌，多认为是皮下脂肪瘤或皮下纤维瘤等，并不急于就医诊治，当病变发生溃烂时才去就医，最终延误治疗。③胸部皮肤改变。男性乳腺癌患者胸部皮肤或胸肌可出现粘连现象。④淋巴结。很多初诊的男性乳腺癌患者都可以检测到腋下淋巴结的存在。由于男性乳腺较女性小，淋巴管较短，造成男性乳腺癌患者淋巴结转移较早，就医时可能已经是晚期，导致大部分患者错过手术治疗时机，预后较差。

【影像学表现】

（一）乳腺超声表现

超声下多表现为单发实性低回声包块，肿块体积较小、形态不规则、边界模糊、内部回声欠均匀、肿块后方回声减弱，有的呈"蟹足样"改变，部分病例肿块内部可见沙粒状或针尖样钙化（图5-4-23）。

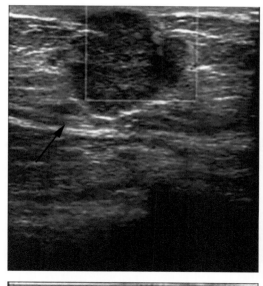
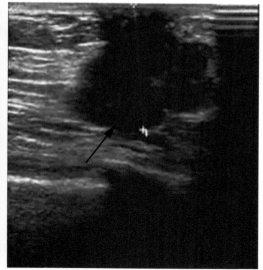
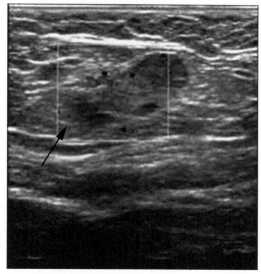

图 5-4-23 男性乳腺癌超声

68 岁男性患者，左乳头后方可见一低回声团块（箭头），边界清晰，形态不规则，局部可见成角，可见"毛刺征"，局部呈小分叶状，未见明显液化及钙化，内部及周边可见血流信号。病理诊断：非特殊型浸润性乳腺癌 2 级

（二）ABVS表现

男性乳腺癌的三维超声表现为男性乳腺发育，常见是在乳晕周围的腺体组织回声中的低回声结节，边界不清晰，形态不规则，边缘呈"毛刺征"，部分伴有微小钙化斑，彩色多普勒可见肿块内部或周边的穿入型血流信号。多呈"高速高阻型"。

（三）X线表现

肿块位置多离乳头较远，位于乳晕下，呈偏心性生长，大多数为单发，主要表现为肿块形态不规则或呈分叶状，有些还可以呈圆形及类圆形，边界较清晰，边缘呈"毛刺状"。由于肿块的中心坏死，边缘部分癌实质丰富，同时肿块中还有正常乳腺组织存在，所以在X线中肿块多呈不均匀的高密度。部分病例肿块内及肿块外会出现数量不等、分布不均的微细钙化点，这种微钙化对于男性乳腺癌的诊断起着重要作用。

（四）CT表现

CT对于男性乳腺癌的诊断也有一定的作用，CT下可见肿块从乳头部向乳腺深处生长，外形不规则，边界不清，若合并有乳头溃疡、乳头回缩等恶性肿瘤临床表现及肿瘤标志物升高等，可协助诊断。

（五）MRI表现

因假阳性率较高，所以磁共振一般不作为辅助检查的首选方法，当钼靶和CT辅助检查不明确或可能发生转移时，可选用磁共振进一步检查。磁共振下男性乳腺癌的表现与女性乳腺癌相似，表现为边界较清晰的不规则肿块、边缘不规则，增强扫描呈环形强化，病灶中心呈不均匀强化，可见分支样结构，时间信号曲线呈流出型（图5-4-24）。病理诊断见图5-4-25，图5-4-26。

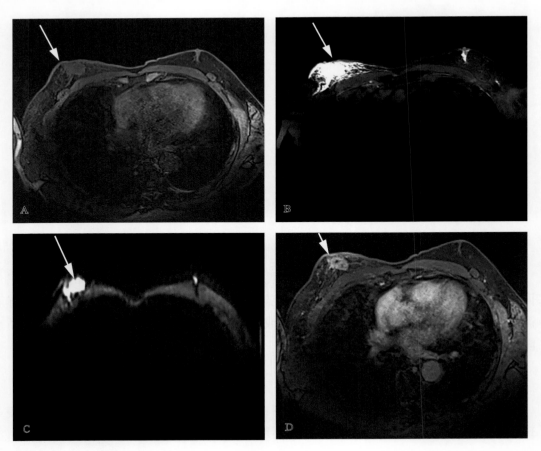

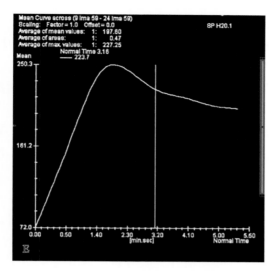

图5-4-24　男性乳腺癌MRI

A.右侧乳腺内象限可见结节影（箭头），T_1WI呈稍低信号；B. T_2WI呈稍高信号；C. DWI序列呈明显高信号，边界尚清；D. T_1WI增强检查可见略不均匀强化；E.动态增强时间-信号曲线呈速升缓降型

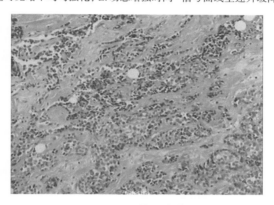

图5-4-25　男性乳腺癌病理

非特殊型浸润性乳腺癌2级，未见脉管内癌栓及神经侵犯

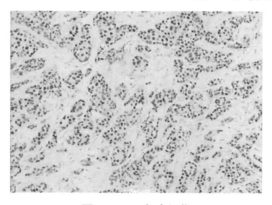

图5-4-26　免疫组化

肿瘤细胞ER90%中等强度阳性，PR90%强阳性，Her-2（2＋），CK5/6（－），p53 10%中等强度阳性，TOPO I（－），Ki-67指数10%，EGFR（－）

【诊断与鉴别诊断】

男性乳腺癌常具有特征性的"三联征象"：小型肿块，肿块界线清晰，肿块多位于乳头的偏心侧。

男性乳腺癌主要与男性乳腺发育进行鉴别。主要通过发病部位、病灶的边缘及形态、钙化及皮肤乳头情况进行鉴别诊断。

（1）位置：男性乳腺发育肿块一般位于乳晕中央，可呈双侧对称或不对称性增大，亦可呈单侧性增大，而男性乳腺癌多单发，位于乳晕下，且肿块呈偏心性生长。

（2）肿块：男性乳腺发育一般外形光滑，在乳头后形成一个圆锥或三角形阴影，若为肿块型一般密度较均匀，可有毛刷状影像向四周放射；而男性乳腺癌肿块往往外形不规则或呈分叶状，边缘多呈毛刺样，密度较高。

（3）钙化及皮肤乳头改变：男性乳腺发育皮肤乳头形态正常，一般无钙化；而男性乳腺癌则可见微细钙化点分布，且皮肤、乳头常受累，表现为皮肤增厚、乳头凹陷及溢液等。

【比较影像学】

大多数男性乳腺癌可使用临床评估、乳腺X线钼靶摄片或超声检查和病理检查进行诊断，其中，钼靶X线摄片检查是有效的诊断技术，其敏感性及特异性较高，均可达90%以上。此外，超声检查在男性乳腺肿块的诊断与鉴别中发挥着重要作用。

参 考 文 献

何翠菊，贾宇，于韬，等，2018. 男性乳腺癌的磁共振影像学表现及与炎性肉芽肿的鉴别［A］. 中国临床医学影像杂志，29（9）：616-619.

焦武，姚峰，2018. 男性乳腺癌的研究进展［J］. 中华实用诊断与治疗杂志，32（5）：518-520.

李丹霞，2018. 男性乳腺癌病理分子分型与预后相关性分析［D］. 青岛：青岛大学.

刘静，段菲，史帅，等，2016. 男性乳腺癌的相关研究进展［J］. 医学研究与教育，33（6）：68-73.

邬丹，2016. 男性乳腺疾病的钼靶X线诊断［J］. 实用医学影像杂志，1：48-50.

谢玉蓉，龙力，席珊珊，等，2018. 男性乳腺发育症和男性乳腺癌的X线和超声影像分析［J］. 肿瘤影像学，28（3）：193-197.

袁艳，洪丽莉，2017. 乳腺癌自动乳腺容积成像检查的意义与影像学表现研究［J］. 中国医学装备，14（7）：84-87.

左冬梅，朱宜春，程婧，等，2017. 自动乳腺全容积成像与乳腺钼靶对乳腺癌诊断价值对比研究［J］. 安徽医学，38（7）：855-858.

Anderson WF, Althuis MD, Brinton LA, et al, 2004. Is male breast cancer similar or different than female breast cancer?［J］. Breast Cancer Res Treat, 83（1）：77.

Korde Lakorde LA, Zujewski JA, Kamin L, et al, 2010. Multidisciplinary meeting on male breat cancer: summary and research recommendations［J］. Journal of Clinical Oncology, 12（12）：2114-2122.

八、双侧乳腺癌

【临床与病理】

双侧乳腺癌（bilateral primary breast cancer，BPBC）是指两侧乳腺同时或先后发生的独立的原发性乳腺肿瘤，双侧乳腺癌分为同时性和异时性，双侧乳腺癌发生的时间间隔小于6个月称为同时性双侧乳腺癌（bilateral synchronous breast cancer，BSBC），双侧乳腺癌发生的时间间隔大于6个月则称为异时性双侧乳腺癌（bilateral asynchronous breast cancer，BABC）。这种时间上的划分难以准确反映其真实生物学特性，所以同时性或异时性只是相对而言。相关文献显示，BPBC总体发病率较低，在同期的乳腺癌发病率中占2%～11%，而BSBC相对于BABC更加少见。患有单侧原发性乳腺癌的女性发生对侧乳腺癌的风险增加2～6倍。

双侧乳腺癌患者的发病年龄与单侧乳腺癌患者无明显差异。患者以女性为主，男性罕见。其患病的危险因素与单侧乳腺癌患者相同，如月经初潮早、未育、少育、晚育、绝经晚、口服避孕药物、肥胖、吸烟、饮酒等。有家族史和年轻的乳腺癌患者也是双侧乳腺癌患病的危险因素，并且预后通常较差。相关研究显示，在我国的双侧乳腺癌患者中，有28.5%的患者有乳腺癌家族史，并且有乳腺癌家族史的患者中超过67%为一级亲属罹患乳腺癌。$p53$基因的突变与Her-2的过表达与双侧乳腺癌的发生有密切的生物学相关性，明显高于单侧乳腺癌，$p53$参与人类肿瘤的分化、增殖及肿瘤细胞的凋亡，当物理、化学及致癌病毒等因素的作用时可导致其突变。突变后失去抑癌活性，转而具有促癌性。Her-2可以抑制癌细胞凋亡、促进其增殖及肿瘤的新血管生成，增强肿瘤细胞的侵袭力。

双侧乳腺癌临床表现与单侧乳腺癌患者相同，双侧乳腺癌患者最常见的体征是可触及的乳腺包块，皮肤皱缩、乳头内陷、乳头溢液等。

【影像学表现】

（一）超声表现

双侧乳腺内多表现为单发实性低回声包块，肿块体积较小、形态不规则、边界模糊、内部回声欠均匀、肿块后方回声减弱，部分病灶可伴有钙化（图5-4-27）。

（二）ABVS

病灶与常规的二维超声表现基本一致，多表现为低回声包块，形态不规则，有毛刺状模糊边缘，内部回声不均，有簇状微小钙化，后方回声有衰减，血流信号丰富（图5-4-28）。

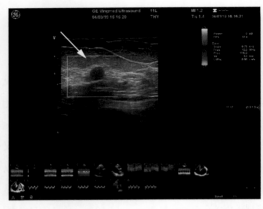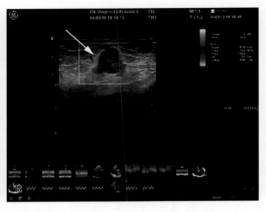

图5-4-27　双侧乳腺癌患者超声图像

　　A.左乳腺7～8点钟位距乳头1.0cm处腺体层内见低回声团块（箭头），形态规则，边界清晰，未见血流信号。B.右乳腺8点钟位乳头旁腺体层内见低回声团块（箭头），边界清，形态欠规则，呈小分叶状，内可见点状钙化，可见血流信号

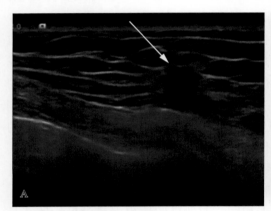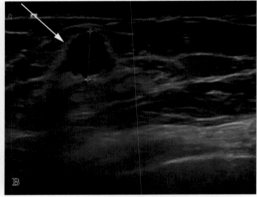

图5-4-28　双侧乳腺癌ABVS图像

　　A.左乳10点钟位距乳头约6cm处腺体层边缘内见一个低回声，大小1.0cm×1.2cm，边界不清，形态不规则，垂直位生长，周边见高回声晕，未见钙化，周边见少量血流信号（箭头）。前缘距体表0.9cm，后缘紧邻胸大肌。B.右乳7点钟位乳头旁腺体层内见一个低回声，大小1.4cm×1.2cm，边界不清，形态不规则，周边见高回声晕，内见细小强回声光点，周边见少量血流信号（箭头）。前缘距体表0.3cm，后缘距胸大肌1.3cm

（三）X线表现

　　主要表现为肿块形态不规则或呈分叶状，有些呈圆形及类圆形，边界较清晰，边缘呈毛刺状。肿块多呈不均匀的高密度。部分病例肿块内及肿块外会出现数量不等、分布不均的微细钙化点（图5-4-29）。

（四）MRI表现

　　表现为边界较清的不规则肿块、边缘不规则，增强扫描呈环形强化，病灶中心呈不均匀强化，可见分支样结构，时间信号曲线呈流出型（图5-4-30，图5-4-31）。

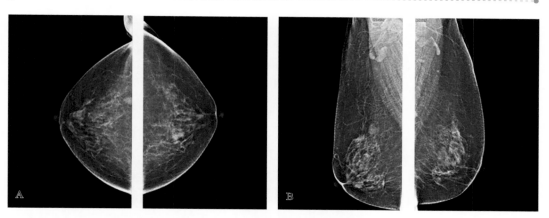

图 5-4-29　双侧乳腺癌 X 线图像

双乳内见多发类圆形等密度影，较大者 14mm×11mm

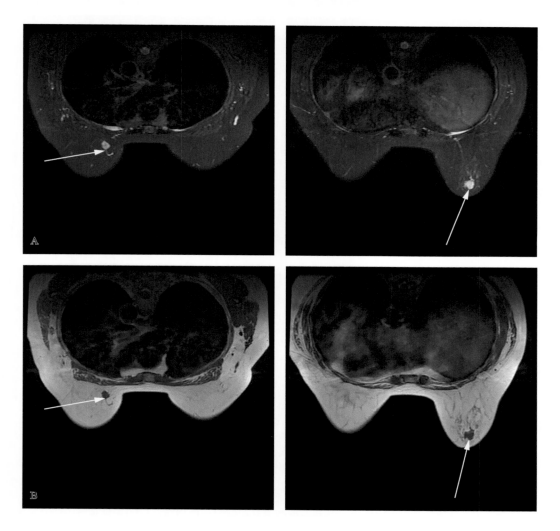

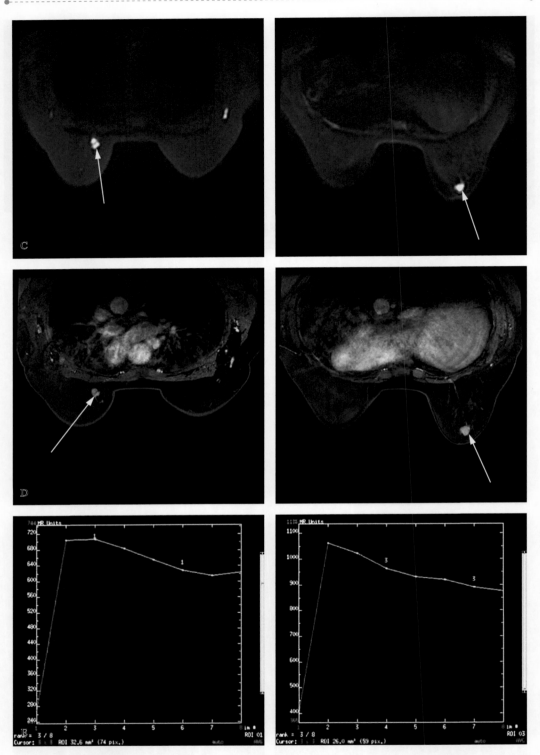

图5-4-30　双侧乳腺癌MRI图像。双乳见多发结节，T$_2$WI呈高信号，T$_1$WI呈低信号、DWI呈高信号影（箭头），大者位于右乳，增强扫描呈明显强化，动态增强时间-信号曲线均为速升缓降型

A.双侧乳腺癌T$_2$WI序列；B.T$_1$WI序列；C.DWI序列；D.T$_1$WI增强扫描；E.动态增强时间-信号曲线

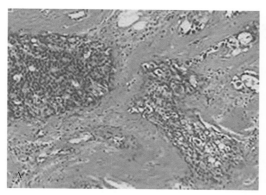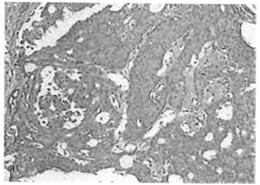

图5-4-31 双侧乳腺癌病理图片

A.左侧乳腺内病变：中等核级导管原位癌；B.右侧乳腺内病变：囊内乳头状癌伴微小浸润

【比较影像学】

目前乳腺X线检查和超声检查应用最多，磁共振成像是检测乳腺癌最敏感的方法，用于筛查X线或超声检查发现的可疑病例或乳腺癌高危患者。

参 考 文 献

何淑锟，赵幼平，陈泳愉，2019. 乳腺钼靶与超声联合检查在早期乳腺癌筛查中的临床价值［J］. 影像研究与医学应用，3（10）：202-203.

刘中，邓再兴，2019. 乳腺癌钼靶表现与病理组织学分型的相关性分析［J］. 中国高等医学教育，（4）：139-140.

牛一茹，吴焕文，梁智勇，2018. 同时性双侧乳腺癌的临床病理及分子特征［J］. 中华病理学杂志，47（10）：811-813.

孙利兵，杨文涛，2018. 正常乳腺相关的组织学变化在病理诊断中的意义［J］. 诊断病理学杂志，25（5）：380-383.

王昊天，段晶晶，毛洁飞，等，2016. 对于划分同、异时性双侧原发性乳腺癌间隔时间的探讨［J］. 中国癌症杂志，26（2）：193-195.

王勐，方志沂，2004. 原发性双侧乳腺癌分子水平的研究进展［J］. 实用癌症杂志，19（4）：432-433，436.

Kakizawa N，Suzuki K，Abe I，et al，2019. High relative levels of satellite alpha transcripts predict increased risk of bilateral breast cancer and multiple primary cancer in patients with breast cancer and lacking BRCA-related clinical features［J］. Oncology reports，42（2）：857-865.

Huang L，2019. The BRCA1/2 mutations and ER status in Chinese patients with synchronous bilateral breast cancer［J］. The Breast，44：S97.

Mruthyunjayappa S，Zhang K，Zhang L，et al，2019. Siegal，Shi Wei. Synchronous and metachronous bilateral breast cancer：clinicopathologic characteristics and prognostic outcomes［J］. Human Pathology，92.

第6章

乳腺淋巴瘤

【临床与病理】

乳腺淋巴瘤（lymphoma of the breast）由Gross于1880年首次报道，临床上分为两种类型。①原发性乳腺淋巴瘤（primary breast lymphoma，PBL）：属于结外淋巴瘤的一个少见原发部位。②继发性乳腺淋巴瘤：属于全身淋巴瘤的一部分或作为其他器官淋巴瘤的一个复发部位。原发性乳腺淋巴瘤的诊断标准为：组织学取材足够充分；淋巴瘤和乳腺组织关系密切；以往无乳腺外淋巴瘤病史；乳腺作为临床首发部位，可同时伴有相应腋淋巴结肿大。乳腺原发性淋巴瘤发生率远比乳腺癌低。其组织来源既往认为是由乳腺内小血管旁幼稚未分化间叶细胞衍生而来。目前多数学者认为因乳腺小叶间有淋巴小结存在，小叶内有淋巴细胞浸润，淋巴瘤的发生与乳腺导管周围和小叶内淋巴组织瘤性增生恶变有密切关系，乳腺原发淋巴瘤多属于非霍奇金恶性淋巴瘤（NHL），而累及乳腺的霍奇金淋巴瘤极其罕见。

乳腺原发淋巴瘤好发年龄国外报道为50～60岁，国内资料为35～45岁，较国外年轻。男性罕见，肿瘤多位于一侧，右侧发病较左侧多见。偶见双侧受累。临床表现为乳房无痛性肿块，生长迅速，病程较短，发病至就诊时间为1～12个月。肿块多位于外上象限或乳腺中央部，直径1.0～15cm，呈圆形、椭圆形或结节状，边界较清，与皮肤及胸肌多无粘连活动，乳头无凹陷或溢液，无乳房皮肤"橘皮样"变。

PBL大体标本表现为实体肿块，边界清楚，部分呈多结节状，质软或硬，切面灰白至粉红色，无明显出血、坏死。PBL最常见的病理类型为弥漫性大B细胞淋巴瘤（diffuse large B-cell lymphoma，DLBCL），其次为结外边缘区黏膜相关淋巴组织（extranodal marginal zone lymphoma of mucosa-associated lymphoid tissue，MALT）淋巴瘤和滤泡性淋巴瘤；Burkitt淋巴瘤和浆细胞瘤少见，套细胞淋巴瘤罕见。DLBCL镜下可见肿瘤性淋巴样细胞弥漫浸润乳腺实质，肿瘤细胞表现为中心母细胞样或免疫母细胞样，细胞较大，通常为成熟小淋巴细胞的2倍以上，细胞质中等，嗜双色性或嗜碱性，细胞核圆形、卵圆形或空泡状，细胞核膜厚，染色质粗，细胞核仁较明显，核分裂象易见，细胞表达CD20、CD79a和PAX-5。MALT淋巴瘤肿瘤细胞由形态多样的小B细胞组成，肿瘤细胞小至中等大小，细胞质淡染或透明，细胞核居中、圆形或稍不规则，染色较深，细胞核仁不清，核分裂象少见，主要表达边缘区B细胞标记的CD20、CD79a和上皮细胞膜抗原。

【影像学表现】

（一）超声表现

PBL的超声表现主要为单发或多发的规则类圆形结节或弥漫肿块，呈类囊肿样低回声，边界清楚或不清，部分内部可见丝网状结构，部分可见高回声晕，无后方回声衰减（图6-0-1），乳腺外上象限多见，内部常可探及丰富的血流信号，多为高阻动脉血流，血流指数（RI）值多＞0.7。PBL的病理类型中B细胞型淋巴瘤较为多见，其病理表现为瘤细胞较单一，大小一致，呈弥漫不均匀分布，与类圆形、内部丝网状结构和类囊肿样低回声的超声表现相吻合。病理切片上淋巴瘤细胞周边环绕的脂肪及纤维组织，与声像图上病变内丝网状高回声相对应。

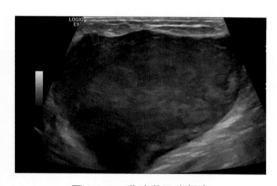

图6-0-1　乳腺淋巴瘤超声

右乳腺体层内的极低回声巨大肿物，大小6.8cm×3.9cm×5.7cm，边界不清，内部回声不均匀

（二）X线表现

PBL依据X线表现特征，大致可分为结节或肿块型及致密浸润型。结节或肿块型，可为单乳单发或多发，亦可为双乳多发，多数边缘清楚，部分边缘不清楚者多为与周围腺体重叠，而周围浸润少。无毛刺、钙化或"漏斗征"及"皮肤凹陷征"等乳腺癌典型X线征象。表现为致密浸润型者多表现为大片状密度增高伴皮肤增厚，边界欠清。研究表明乳腺淋巴瘤X线表现与其组织病理学类型无相关性。

（三）PET-CT表现

PBL的PET-CT表现具有一定的特征性：多以单发结节或肿块起病，病灶境界清晰，边缘光滑，液化、坏死或钙化少见；肿块较大时，可见明显占位效应，但是很少累及邻近皮肤；而多发结节、肿块可互相融合，但是融合肿块边界仍较清晰；而当表现为乳腺弥漫性侵犯时，可见坏死，可累及肿块后方脂肪间隙，但是"乳头凹陷征"少见；可伴有同侧腋淋巴结肿大，肿大淋巴结与乳腺原发病灶具有相似的特征，摄取均较高，乳腺淋巴瘤呈环状摄取，周边糖代谢活跃。

（四）MRI表现

PBL具有一些特征性的MRI表现（图6-0-2）。

（1）单发结节或肿块型居多，MRI上显示类圆形的孤立肿块，轮廓清晰但欠锐利，周围浸润少，未见明显分叶、毛刺、坏死及钙化。

（2）MRI平扫病灶内信号均匀，T_1WI为等信号或低信号，T_2WI为稍高信号或高信号，T_2WI抑脂序列大部分呈稍高信号，与其他乳腺肿瘤呈中等度高信号或明显高信号不同。DWI序列明显高信号，增强后呈均匀或环形伴结节样强化，时间-信号曲线呈平台型，符合恶性肿瘤特征。

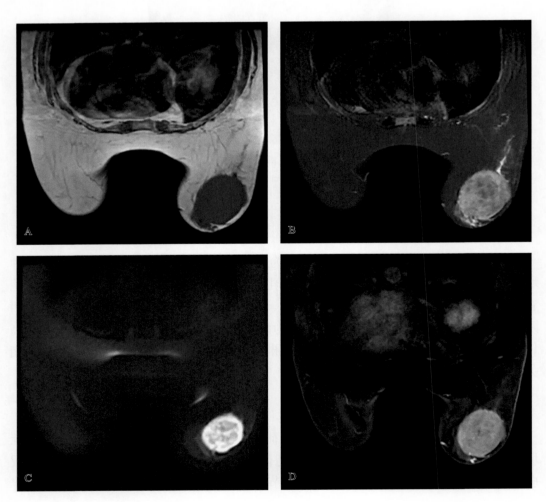

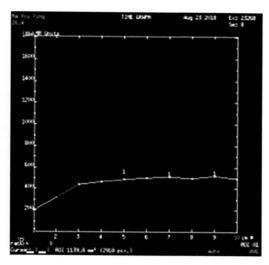

图6-0-2 乳腺淋巴瘤MRI图像

A. T_1WI示右乳腺内外下象限可见一类圆形低信号肿块影，大小约57mm×68mm×40mm，边缘未见毛刺；B. T_2WI示肿块呈不均匀高信号；C. DWI示肿块呈高信号；D.增强扫描肿块明显强化；E.动态增强时间-信号曲线呈速升-平台型

（3）ADC值显著降低，因淋巴瘤瘤体内细胞丰富、排列紧密、细胞外间隙小，扩散明显受限。相关研究报道PBL的ADC值略低于乳腺癌。

（4）同侧腋淋巴结可受累及而肿大，淋巴结边界清楚，信号均匀同乳腺病灶相似，中心坏死少是淋巴瘤受累的特征。

（5）当结节融合呈大肿块时，肿块的轮廓仍比较光整，相互融合的结节似"背靠背"分布，交界面仍能分清。

（6）皮肤弥漫性增厚受累仅发生于弥漫型，范围广泛，但乳头凹陷罕见。

【诊断与鉴别诊断】

PBL的诊断要点：①患者多为35～45岁女性，临床表现为乳房无痛性肿块，多为一侧发病，短期内迅速增大，无乳头凹陷、溢液；②超声表现为规则类囊肿样低回声，部分内部可见丝网状结构；③钼靶检查肿瘤表现为无毛刺、钙化的结节或肿块，MRI脂肪抑制序列呈稍高信号，ADC值显著降低，增强后呈均匀或环形伴结节样强化，时间-信号曲线呈平台型。

PBL主要需与乳腺癌和乳腺纤维腺瘤等进行鉴别诊断。

1.乳腺癌 肿块形态不规则，边缘毛刺，呈典型星芒状，可伴有集群样多形性钙化，乳头回缩溢液。PBL虽然病灶体积较大，但肿块多呈圆形或分叶状，边缘光整，无毛刺、钙化。浸润性乳腺癌在结缔组织增生反应中形成的纤维组织导致了其在MRI T_2WI信号较低，且不均匀，而PBL病灶T_2WI为高信号可与之鉴别。尽管增强后两者多为迅速明显强化，TIC多呈Ⅲ型，但典型乳腺癌呈不均匀环状强化，而淋巴瘤多呈均匀强化。

2.乳腺纤维腺瘤　好发于年轻女性，形态多呈圆形或分叶状肿块，边缘光整，X线上可见病灶边缘光整的细带状透亮影，可伴有粗大钙化。MRI T_2WI 信号表现多样，可呈高、等或低信号，增强后内部可见典型的无强化低信号分隔，TIC多呈Ⅰ型。

【比较影像学】

对乳腺淋巴瘤的影像学检查包括超声、X线、PET-CT及MRI检查。各种影像学检查方法都具有其相对的特异性，多种方法联合分析诊断对疾病的早期确诊、治疗具有重要价值。

参 考 文 献

Bakheet SM，Bakheet R，Ezzat A，et al，2001. F-18 FDG positron emission tomography in primary breast nonHodgkin's lymphoma［J］. Clin Nucl Med，26（4）：299-301.

Boellaard R，Delgado-bolton R，Oyen WJ，et al，2015. FDG PET/CT：EANM procedure guidelines for tumour imaging：version 2. 0［J］. Eur J Nucl Med Mol Imaging，42（2）：328-354.

Caon J，Wai ES，Hart J，et al，2012. Treatment and outcomes of primary breast lymphoma［J］. Clin Breast Cancer，12（6）：412-419.

Cheah CY，Campbell BA，Seymour JF，2014. Primary breast lymphoma［J］. Cancer Treat Rev，40（8）：900-908.

Jennings WC，Baker RS，Murray SS，et al，2007. Primary breast lymphoma：the role of mastectomy and the importance of lymph node status［J］. Ann Surg，245（5）：784-789.

Jung HK，Kim EK，Yun M，et al，2006. Bilateral breasts involvement in Burkitt's lymphoma detected only by FDG-PET［J］. Clin Imaging，30（1）：57-59.

Lin YC，Tsai CH，Wu JS，et al，2009. Clinicopathologic features and treatment outcome of non-Hodg-kin lymphoma of the breast：a review of 42 primary and secondary cases in Taiwanese patients［J］. Leuk Lymphoma，50（6）：918-924.

Shao YB，Sun XF，He YN，et al，2015. Clinicopathological features of thirty　atients with primary breast lymphoma and review of the literature［J］. Med Oncol，32（2）：448.

Tenny SO，McGinness M，Zhang D，et al，2011. Rosai-Dorfman disease presenting as a breast mass and enlarged axillary lymph node mimicking malignancy：a case report and review of the literature［J］. Breast J，17（5）：516-520.

Wienbeck S，Meyer HJ，Uhlig J，et al，2017. Radiological imaging characteristics of intramammary he-matological malignancies：results from a German multicenter study［J］. Sci Rep，7（1）：7435.

第7章

乳腺肉瘤

第一节　乳腺肉瘤概述

　　乳腺肉瘤是发生于乳腺间叶组织的恶性肿瘤，临床上比较少见，多见于女性，常见于40～50岁。乳腺肉瘤发病原因不明，具有与其他部位软组织肉瘤的一般特征，基因与遗传性疾病包括但不限于Li-Fraumeni综合征、家族性腺瘤性息肉病等，是其发生发展的高危因素，一些环境因素也可能为乳腺肉瘤的高危因素，如暴露于砷化合物、氯乙烯等。乳腺肉瘤多以无痛性肿块就诊，肿块生长速度快，体积较大，体积普遍大于乳腺癌，患者发病年龄普遍小于乳腺癌。肿物局部皮肤外观少有乳腺癌典型的皮肤硬化、凹陷或"橘皮样"改变。转移以血行转移多见，最常见的转移部位依次为肺、脑、骨及卵巢，淋巴结转移较少见。

　　乳腺肉瘤按其组织学来源可分为两类。①间叶组织来源：如纤维肉瘤、血管肉瘤、脂肪肉瘤、横纹肌肉瘤、骨肉瘤、平滑肌肉瘤、恶性纤维组织细胞瘤等，其中，乳腺纤维肉瘤是最为常见的类型。此组织学来源肿瘤纯由间叶性成分构成，瘤内无上皮性成分。②混合来源：包括叶状囊肉瘤和癌肉瘤，其内均含有上皮成分。乳腺肉瘤依其病理类型不同，其预后也不同。其中，叶状囊肉瘤预后较其他类型差，其1年、3年及5年生存率均低于非叶状囊肉瘤。乳腺肉瘤除作组织学分类外，还可根据病理上细胞的密集程度、细胞核的异型性、核分裂象的多少、有无坏死及肿瘤边缘的生长方式进行分级。可分为低度恶性肉瘤、中度恶性肉瘤和高度恶性肉瘤。低度恶性肿瘤边缘呈膨胀性生长，细胞排列不密集，无或有轻度核异型性，核分裂象＜5个/10HPF，无坏死；高度恶性肉瘤肿瘤呈浸润性生长，肿瘤细胞排列密集，细胞核异型性明显，核分裂象≥5个/10HPF，可有坏死。中度恶性肉瘤特征介于两者之间，伴有灶性坏死或灶性浸润性边缘。

　　大多数乳腺肉瘤与周围组织分界清晰，大小不等，大者可＞30cm甚至更大，小者0.3cm左右。肉眼大多呈鱼肉状，灰白色，质韧，常伴出血、囊变及坏死。对于乳腺肉瘤的诊断，肿块较大者易于临床发现；肿块较小者，多因患者触到无痛性肿块而发现；少数可因乳腺X线钼靶摄片时发现而就诊，部分即使伴有局部皮肤改变的乳腺肉瘤患者，乳腺钼靶摄片也可呈阴性表现，且乳腺钼靶摄片对于病变的良、恶性诊断价值有限，尤其对于致密型乳腺患者，在丰富的乳腺腺体背景下对较小肿块的检出更成为一个难题。在超声上，乳腺肉瘤多表现为低回声、边界欠清的肿块，肿块后方常伴回声增强，易被误认为良性肿瘤。由于乳腺肉瘤罕有钙化，因此在病灶内部观察到钙化的典型超声影像学表现时应注意排除乳腺肉瘤并考虑到乳腺纤维腺瘤的可能性。自动全容积成像技术（ABVS）可采集乳腺全容积图像，获取乳腺的横断位、矢状位及冠状位图像。与X线相反，ABVS可适用于致密型乳腺患者病灶的检出，对于一些小病灶及微小钙化也有较高的检出率，以此提高诊断医师的精确度。除此之外，ABVS可消除因操作者水平参差不齐所带来的诊断误差，也可克服常规超声重复性差的特点，有着较为广阔的应用前景。近年来，MRI越来越多地在评价乳腺肉瘤疾病程度方面应用逐渐变得广泛。由于乳腺肉瘤是恶性肿瘤，MRI增强扫描具有特征性的"快进快出"样表现，常呈不均匀强化；且基于乳腺肉瘤富血供的特点，内部血管及黏液成分较多，T_1WI上常呈低信号，T_2WI多呈高信号。MRI的抑脂序列及同反相位可以更好地显示脂肪肉瘤中的脂肪及脂质成分，对于病变中的囊变坏死区域MRI也能够清晰显示，是软组织肉瘤的最佳影像学检查手段。除此之外，MRI增强对明确肿瘤边界以及确定肿瘤的范围、内部结构及对周围组织、血管等的浸润有着重要作用。对于乳腺肉瘤的确诊还需手术及免疫组化染色检查。

对于乳腺肉瘤，临床多采用手术切除的方法来进行治疗，即术前确定无淋巴结转移时行全乳腺切除术，有淋巴结转移时行乳腺改良根治术。但手术切除后局部易复发，这可能与肉瘤包膜不完整、瘤体边缘的浸润性生长及手术方式不恰当有关。也有手术切除后辅以放化疗的方法来进行治疗，然后，对于术后放、化疗的作用，目前尚存在争议，这依赖于进一步的研究。

参 考 文 献

冯继才，2016. 乳腺肉瘤73例临床诊治分析 [J]. 临床普外科电子杂志，4（4）：33-35，38.

Lim SZ，Ong KW，Tan BKT，et al，2016. Sarcoma of the breast：an update on a rare entity [J]. J. Clin. Pathol，69（5）：373-381.

Shailaja S，Richa CH，Jyotsna PL，et al，2014. Primary fibrosarcoma of male breast：a rare entity [J]. J Clin Diagn Res，8（4）：FD11-12.

Smith TB，Gilcrease MZ，Santiago L，et al，2012. Imaging features of primary breast sarcoma. AJR Am J Roentgenol，198（4）：W386-W393.

第二节　乳腺纤维肉瘤

【临床与病理】

乳腺纤维肉瘤，来自皮下或筋膜的纤维组织，占乳腺肉瘤的7%～10%，多发生于40～50岁的女性，发生于男性者极其罕见。纤维肉瘤常见血行转移，常见转移部位是肺，也可转移至脑、肾及骨骼，但淋巴结转移较少见。

大体上，肿瘤表面有不完整的假包膜，边界尚清，切面光滑、湿润，呈烂鱼肉样，局部可见黏液样、透明样变性区，坏死及囊变、出血常见。当肿瘤呈膨胀性生长时，提示其可能为低度恶性，为分化良好的纤维肉瘤，常有较好的预后；当肿瘤边界不清，边界向周围正常乳腺组织浸润，肿瘤细胞的核异型性较明显，核分裂象多见，肿瘤区域间质增生活跃者提示高度恶性肿瘤可能，为分化不良的纤维肉瘤，其预后不佳，有复发和远处转移的危险。镜下，分化不良者肿瘤细胞由梭形纤维母细胞构成，呈长梭形或短梭形，部分可呈多边形，呈片状或束状分布，形成类似"轮辐状"或"鲱鱼状"的骨样结构外观，间质内胶原纤维丰富，瘤内血管异常丰富。分化良好者，肿瘤细胞核分布均匀、较对称，深染，肿瘤细胞分布均匀、整齐，呈"编织状"外观，胞质不丰富。免疫组化 Vimentin Ⅰ型胶原反应呈阳性反应。

乳腺纤维肉瘤起病隐匿，病程一般较长，但常有近期迅速增长史，多单发，位于乳腺中心，增大后占据整个乳腺，可致局部表明皮肤菲薄及显著的静脉扩张改变，表面多呈紫红色，无皮肤"橘皮样"外观及乳头凹陷表现，与周围组织无粘连，易推动，当纤维肉瘤侵犯深层胸肌时较固定。瘤体大，质硬，可有囊性感，常无痛，也可伴有疼痛，部分病例有乳头脓液溢出。易被误诊为良性病变而行单纯肿块切除术，术后易复发。

【影像学表现】

（一）超声表现

常表现为不规则形或结节状低回声肿块，以等、低回声为主，回声常不均匀，边界清晰，其内可见由于出血、囊变或黏液变所致的液性暗区；彩色多普勒示病灶内可见血流信号，且血流信号较丰富。

（二）ABVS表现

自动乳腺容积超声是一种具有三维容积成像功能的超声自动检测技术。扫描范围覆盖整个乳腺，可获取乳腺的横断位、矢状位及冠状位图像，准确地定位及发现病变。ABVS在检出率、肿块定位以及良、恶性鉴别等方面有着独特的优势。ABVS可显示乳腺纤维肉瘤的边缘是否规整、模糊，也可显示病灶内是否有微小钙化，对于假包膜的显示也较为清晰，即呈薄而完整的强回声，其周围脂肪组织回声另可见增强。

（三）X线表现

常表现为边界清晰，密度均匀的高密度影。肿瘤较小时表现为圆形或类圆形，易与乳腺纤维腺瘤相混淆，肿瘤较大时多呈分叶状。肿块表面局部皮肤少有"橘皮征"、乳头回缩及同侧乳腺结构扭曲征象；少见钙化；患侧乳房可出现粗大引流血管影。

（四）MRI表现

乳腺MRI也逐渐广泛地被使用。与CT相比，MRI在评估肿瘤与周围组织之间的关系方面具有更重要的意义，增强扫描还可评价病灶内部的血供。MRI上多表现为较大的边界清楚的分叶状或类圆形肿块；T_1WI多呈低信号或以低信号为主的混杂信号影，T_2WI上多呈不均匀高信号，增强扫描不均匀强化。

【诊断与鉴别诊断】

（1）当乳腺纤维肉瘤较小时，由于活动度尚可、边界比较光滑，形似良性病变，其与乳腺纤维瘤鉴别有一定难度。若短期内肿块突然增大，瘤内密度、信号或回声不均，则提示肉瘤的可能。当纤维腺瘤巨大时，声像图上可见包膜回声，而纤维肉瘤不可见包膜征象。

（2）当乳腺纤维肉瘤较大时，应与乳腺癌进行鉴别。乳腺癌常表现为不规则肿块，其内密度、信号或回声不均匀，可见砂砾状钙化；病变病程较短，肿块活动度差，与周围组织有粘连；常有乳头凹陷、乳头回缩及周围结构扭曲等征象，皮肤呈"橘皮样"外观；部分病例可见血性分泌物溢出；常合并淋巴结转移。

（3）乳腺叶状瘤常有分叶状表现，为其与纤维肉瘤的鉴别点，且部分叶状瘤病灶内可见T_2WI低信号分隔，增强后分隔多无强化；MRI表现的分隔在超声声像图上表现为无回声区，呈不规则形，为裂隙征象。脂肪肉瘤内常含有脂肪及脂质成分，在MRI压脂序列及同反相位上可据其与纤维肉瘤相鉴别。综上，当中年女性一侧乳房发现孤立无痛性肿块，肿块活动度可，边界清晰，病程较长，短期进展快，钙化不明显，应考虑到纤维肉瘤的可能性。

【比较影像学】

X线钼靶摄片是诊断乳腺纤维肉瘤的重要辅助手段，可判断肿瘤的边界和形态。乳腺纤维肉瘤多为边界清楚、密度分叶状的大肿块，肿块周围可以增粗引流血管影，部分增粗引流血管影内壁可见条索状钙化影。而乳腺叶状囊肉瘤及乳腺癌病灶内的钙化常由坏死的钙盐沉积或组织化生引起。超声可以方便、无创地获取乳腺纤维肉瘤的声像图，但难以判定肿瘤的边界。乳腺纤维肉瘤的彩色多普勒超声表现为不均质低回声团块，边界尚清，内见多个不规则液性暗区，并可见索条状高回声分隔，内见钙化回声，CDFI示内部血流血管信号较丰富。CT可以通过多平面重组和容积成像，对乳腺纤维肉瘤进行精确定位，但对纤维肉瘤内成分的分辨率欠佳，对于判断瘤体内成分不具备优势。MRI能较好地显示瘤内成分，如部分纤维肉瘤内可见小片状T_1WI及T_2WI低信号影，为纤维基质成分；也可显示瘤周浸润情况，但对于瘤内血供现象显示不如超声直观，对于钙化的诊断亦不如CT明确。

参 考 文 献

史志涛，陈月芹，赵凡，等，2019. 隆突性皮肤纤维肉瘤的影像学特征［J］. 中国医学影像学杂志，
　　27（8）：622-625.

赵正凯，伍建林，程绍玲，等，2017. 乳腺隆突性皮肤纤维肉瘤影像表现2例并文献复习［J］. 中国
　　临床医学影像杂志，28（4）：302-304.

Jiao Q，Wu A，Liu P，et al，2013. A young woman with a giant breast fibrosarcoma：a case report. J
　　Thorac Dis，5（5）：E199-E202.

Pant NK，Singh A，Kumar D，et al，2012. A rare case of a phyllodes tumour of the breast converting to
　　a fibrosarcoma with successful treatment［J］. Ecancermedicalscience，6：247.

Tarakji MAI，Toro A，Carlo ID，et al，2015. Unusual presentation of dermatofibrosarcoma protuberans
　　in a male patient's breast：a case report and review of the literature［J］. World J Surg Oncol，13：158.

第三节　乳腺脂肪肉瘤

【临床与病理】

乳腺脂肪肉瘤（liposarcoma of breast）是指在乳腺血管周围的幼稚间叶细胞向脂肪细胞分化而形成的恶性肿瘤，相当少见，是乳腺中第二常见的肉瘤，占乳腺原发性肉瘤的3%～24%。乳腺是罕见的肉瘤原发部位，占原发性乳腺肿瘤不到1%。乳腺脂肪肉瘤的发病年龄以45～60岁多见，偶见于儿童；多见于女性，偶见于男性。脂肪肉瘤是成人较常见的软组织肉瘤，也可见于青少年和儿童，最常发生于下肢（如腘窝和大腿内侧）、腹膜后等，发生于乳腺的较罕见。

乳腺脂肪肉瘤根据病理及组织学，分为以下几种分型。

1. 非典型性脂肪瘤性肿瘤/高分化脂肪肉瘤　在病理上，主要由较为成熟的单泡状脂肪细胞组成，内可见少量脂肪母细胞、胶原细胞、纤维间隔等成分。

2. 去分化脂肪肉瘤　病理上此种类型脂肪肉瘤主要由分化好脂肪肉瘤和富于细胞的非脂肪源性肉瘤组成。

3. 黏液样脂肪肉瘤　病理上主要由异型脂肪母细胞组成，呈星形或梭形，分布在黏液湖毛细血管中，肿块中含有黏液样基质。

4. 多形性脂肪肉瘤　病理上由异形脂肪母细胞和瘤巨细胞组成。

5. 混合型脂肪肉瘤　病理学上表现为多种亚型同时存在，细胞成分比较复杂多样。乳腺脂肪肉瘤中以黏液型较为多见。

乳腺脂肪肉瘤在临床上多表现为乳腺无痛性的肿块，肿瘤一般生长较缓慢，患者就诊时病史往往1年以上，有的达到20年；也可突然生长加快，最大可长至儿头大。肿瘤往往单侧单发或单侧多发，可侵入皮肤或胸肌，但很少发生在深筋膜或皮肤。根据纤维及黏液成分比例的不同，触诊硬度会有所不同，但肿瘤质地一般相对

较软，边界较清，活动度大，临床诊断略困难。乳腺脂肪肉瘤切除不彻底可复发，常血行转移，淋巴结转移少见。可转移至肺、纵隔、肝及关节，常死于肺转移。临床上与乳腺癌容易鉴别，可与乳腺癌同时发生或在乳腺癌化疗后发生。

【影像学表现】

（一）超声表现

根据乳腺脂肪肉瘤的不同分型，其超声表现也不尽相同。乳腺高分化脂肪肉瘤为低度恶性，预后最好，肿瘤体积较大，与周围组织边界清晰，超声表现为低回声区，呈小片状分布，内可见强回声分隔光带，肿块内可见少许点状血流信号。乳腺黏液样脂肪肉瘤，超声表现为低回声或无回声区，如果肿块内含有大量黏液性组织，则表现为无回声的假囊肿型，此表现为特异性表现，和其他亚型脂肪肉瘤有着明显的区别。乳腺去分化型脂肪肉瘤，超声表现为肿块内部的强回声、低回声区，各回声区分界比较清晰，回声区内光点分布较均匀，低回声区内可探及多少不一的血流信号。乳腺多形性脂肪肉瘤比较少见，超声表现为肿块与周围组织边界清楚，内可见稍强回声团块，以中低回声为主，散在分布，边界清楚，肿块内部可见液性暗区，可探及丰富血流信号。乳腺混合型脂肪肉瘤，因病理上多种亚型同时存在，所以超声表现为各种回声的混合。总之，不同组织亚型的脂肪肉瘤在超声图像上表现也不同，仔细分析超声图像特点，有利于做出正确诊断。

（二）X线表现

乳腺脂肪肉瘤在X线上常表现为类圆形肿块影，密度较混杂，含有软组织成分及脂肪成分影，边界尚清晰。

（三）MRI表现

乳腺脂肪肉瘤在MRI上的表现，因其不同的病理分型，常有不同的表现。高分化脂肪肉瘤在MRI上表现为以脂肪信号为主的肿块，非脂肪成分表现为厚度≥2mm的分隔和范围<2cm的局灶性结节或片状非脂肪信号区；病灶整体在T_1WI呈稍高信号，T_2WI呈明显高信号，内见低信号条索状间隔，T_2抑脂序列呈混杂高信号，在增强MRI上呈中度或明显强化，肿块边界清晰，推压周围结构，无明显侵袭性；脂肪成分>75%是本型的特征性表现。去分化型脂肪肉瘤MRI上常表现为局灶性、结节样非脂肪区，范围一般>1cm，增强扫描后肿块明显强化，内见分支血管分布其中。黏液样脂肪肉瘤在MRI上常表现为：T_1WI上以低信号为主，其内可见线状、花边状、不规则状或结节状的高信号分隔，T_2WI上以高信号为主，SPAIR序列上含黏液基质的区域信号不被抑制，脂肪母细胞聚集区域的信号可被抑制，增强后呈显著不均匀强化，其边缘尚清楚，周围无水肿。多形性脂肪肉瘤在MRI上缺乏特异的表现，边界不清，信号混杂。此型脂肪含量极少，局灶性脂肪因混有恶性非脂肪细胞而在T_1WI上呈略低于皮下脂肪的不典型信号；肿瘤中的非脂肪成分在T_1WI上呈中等信号，T_2WI上呈中等或高信号。混合型脂肪肉瘤具有以上几种亚型的MRI影像学表现。

【诊断与鉴别诊断】

乳腺恶性叶状瘤需与乳腺脂肪肉瘤相鉴别，乳腺叶状瘤是少见的乳腺纤维上皮源性肿瘤，具有上皮细胞及间质细胞双向分化的特征，患病率不足所有乳腺肿瘤的1%。2003年WHO将其分为良性、交界性和恶性3个亚型，大多数表现为乳房无痛性肿块，生长缓慢，病程较长，或初期生长缓慢而后突然迅速增大。MRI上多表现为较大的边界清楚的分叶状或类圆形肿块，尤其是呈多发结节融合样改变，是其一个特征性表现；T_1WI多呈低信号或以低信号为主的混杂信号影，T_2WI上多呈不均匀高信号，增强扫描不均匀强化，部分病灶内可见T_2WI低信号分隔，增强后分隔多无强化。乳腺恶性叶状肿瘤时间-信号强度曲线以流出型为主，平台型亦可见。

【比较影像学】

乳腺脂肪肉瘤的影像学诊断包括超声、X线、ABVS、CT及MRI检查。乳腺脂肪肉瘤的超声检查具有无创、实时、便捷等特性，可对乳腺肿块内部的脂肪成分、肿块的形态边界及血供特点进行初步评估，对肿块良、恶性做出初步判断。不同亚型的脂肪肉瘤在超声图像上表现也不同，仔细分析超声图像特点，有利于做出诊断。当乳腺脂肪肉瘤体积较大时，X线检查可以直观、全面地显示肿块的大小、部位、范围，以及邻近骨有无破坏等情况，但对于早期病变，体积较小的肿块，以及肿块内部的组织成分，X线的敏感性不及CT及MRI。ABVS能够自动进行全乳腺超声断层扫描，对乳腺肿块的检出率高于普通超声，能够发现体积较小的脂肪肉瘤，不仅能够显示其内部结构，还能清晰显示边界及周围腺体组织，同时能显示扩张的导管走向及导管内部改变。CT具有较高的密度分辨力，对于脂肪肉瘤中的脂肪、出血及钙化成分显示较清晰，对显示邻近骨皮质及骨质受侵改变的敏感性优于X线；CT增强扫描病灶中明显强化的分隔，对于本病的诊断具有辅助作用。MRI具有良好的组织分辨力，具有多方位、多序列及多参数成像的优点，可以准确确定肿瘤的范围、内部结构及对周围组织、血管等的浸润，MRI的抑脂序列及同、反相位序列，可以更好地显示脂肪肉瘤中的脂肪成分，对于病变中的囊变坏死区域MRI也能够清晰显示，是软组织脂肪肉瘤的最佳影像学检查手段。MRI增强对明确肿瘤边界有重要作用，根据MRI表现可以推测乳腺脂肪肉瘤的病理类型和恶性程度，为预后和治疗提供重要信息。

参 考 文 献

Briski LM，Jeffries DO，Jorns J M，2018. Primary atypical lipomatous tumor/well-differentiated liposar-coma（ALT/WDL）of the breast［J］. The Breast Journal，24（3）：400-401.

Raj S D，Rogers S，Del Junco GW，et al，2014．Dedifferentiated liposarcoma of the adult male breast［J］．Radiology Case Reports，9（2）：906．

Saito T，Ryu M，Fukumura Y，et al，2013．A case of myxoid liposarcoma of the breast［J］．International Journal of Clinical & Experimental Pathology，6（7）：1432-1436．

第四节　乳腺血管肉瘤

【临床与病理】

乳腺血管肉瘤，又称恶性血管内皮瘤或血管内皮肉瘤，是一种少见的乳腺非上皮肿瘤，是由血管内皮细胞或向血管内皮细胞分化的间叶细胞发生的恶性肿瘤。2003年WHO乳腺肿瘤组织学分类中将其定义为，由具有内皮细胞形态特征的肿瘤细胞构成的恶性肿瘤，包括以前命名为血管性肉瘤、血管母细胞瘤、淋巴血管肉瘤和转移性血管瘤的全部肿瘤。乳腺血管肉瘤可分为原发性和继发性两种：原发性乳腺血管肉瘤（primary mammary angiosarcoma，PMA）是一种来源于乳腺小叶或其周围毛细血管的高度恶性肿瘤，比较罕见，文献报道仅占乳腺恶性肿瘤的0.03%～0.04%，占乳腺肉瘤的8%；继发性乳腺血管肉瘤多见于保乳手术放疗后，平均发生时间在术后5～6年，随着保乳手术的开展，术后放疗并发此病的报道越来越多。

乳腺血管肉瘤组织形态变异很大，不同肿瘤甚至同一肿瘤组织的不同部位形态各异，给病理诊断带来了很大困难，但均由互相吻合的不规则毛细血管腔构成，被覆内皮细胞呈不同程度的异型。因此，要在肿瘤的不同部位多取材，必要时做网状纤维染色及免疫组化检测才能做出正确诊断。Donnel等根据分化程度将其分为3级：Ⅰ级为高分化，表现为乳腺小叶间质及脂肪组织内见弥漫增生的开放的吻合状脉管，部分宽大的肿瘤性薄壁脉管内可见红细胞。没有或少见乳头状结构，多数瘤细胞轻度异型，核分裂罕见。Ⅱ级为中分化，除了具有Ⅰ级的形态特点外（至少75%的Ⅱ级肿瘤中存在Ⅰ级成分），内皮细胞中度异型，弥漫增生形成形态不规则、相互交通的脉管结构，可见散在小片状实性细胞区、乳头状或花蕾状增生的内皮细胞突入血管腔。核染色质深，核仁突出，可见核分裂，可有相似于血管外皮瘤样结构。Ⅲ级为低分化，镜下呈明显的恶性肿瘤图像。虽然仍可见高分化或中分化区域，但低分化成分常占1/2以上，即突出的内皮细胞簇，实性丛状、乳头状结构，上皮细胞呈梭形和多角形，异型明显，常见核分裂、坏死和因出血形成的"血湖"，乳腺导管和血管腔隙很难见到。免疫组化染色，血管肉瘤常表达血管内皮标记物FⅧRAg、CD31、CD34及淋巴管内皮标记物D2-40。乳腺血管肉瘤的大体标本表现多样，但一般为肿瘤无包膜，边界不清，外周表面呈多发性蓝紫色结节，切面呈鱼肉样或海绵状，囊状间隙充满出血和紫灰色凝块，间隙被灰白色实质的弹性组织所围绕，有局灶坏死；肿瘤边缘充血常提示肿瘤分化良好，分化差者表现为界线不清的纤维硬化性改变。

乳腺血管肉瘤好发于 20 ～ 40 岁的年轻女性，发病年龄较早。有报道，依据其好发于年轻女性，妊娠期、哺乳期女性及乳腺癌保乳术后患者发病率明显高于正常人群等特点，推测其发生可能与雌激素水平有关，但仍存在争议。临床主要表现为乳房肿块，乳房进行性肿大，多伴疼痛。多数为单侧发病，少数为双侧发病；肿瘤生长较快，体积较大，平均直径约 5cm。肿瘤可位于任何乳房象限，但以右侧外上象限较多见。瘤组织表浅处皮肤可呈局限性斑点状或边界不清的紫蓝色或紫红色改变，被认为是乳腺血管肉瘤较特异性表现。本病恶性度极高，5 年无病生存率为 33%，早期即可发生血行转移，常见转移部位为肺、皮肤及皮下组织、骨、肝、脑和卵巢等。乳腺血管肉瘤对放、化疗不敏感，手术是主要的治疗手段。因本病主要沿血道转移，即便晚期一般也不发生淋巴结受累，故多采用局部广泛或全乳腺切除而不必加行腋淋巴结清除。North 等指出，若能保证切缘阴性，则局部广泛切除与全乳腺切除具有相同的效果，即局部复发和生存率无明显的差别。亦有研究表明：多西紫杉醇对血管肉瘤具有较强的抑制肿瘤增殖作用，有可能成为治疗的新型药物。

【影像学表现】

（一）超声表现

二维超声对于乳腺血管肉瘤诊断无特异性，本病既可为独立病灶，也可是多发性病灶，无典型的包块占位效应，其边缘与周围正常组织逐渐移行，诊断较困难。肿块可表现为低回声、高回声或非均匀回声。彩色多普勒超声显示实性部分血流丰富并可探及动静脉血流频谱。超声造影显示乳腺血管肉瘤病灶区早期迅速见造影剂沿着粗大扭曲的血管进入，充填至整个病灶，呈“网络状”不均匀高增强；增强后病灶边界欠清晰，周边见造影剂呈“毛刺状”向周围渗透，增强后范围明显扩大的特有造影征象。CDFI 可显示，病灶实性部分血流丰富且探及低阻动脉血流频谱，提示血管肉瘤可能（图 7-4-1）。

（二）X 线表现

乳腺血管肉瘤的 X 线表现缺乏特异性，多表现为无钙化的卵圆形肿块，边缘无毛刺，边界不清；还可表现为局灶性非对称性致密影，中等或高密度，部分肿块边缘可呈分叶，周围血管较对侧丰富。部分患者可无明显异常的 X 线表现。

（三）MRI 表现

MRI 表现为乳腺内卵圆形、分叶状、不均质大肿块伴出血，T_1WI 上呈低信号，T_2WI 呈明显高信号；T_2WI 明显高信号提示肿瘤性血管通道内含有缓慢流动的血液，对血管源性肿瘤有重要提示意义。肿瘤内可见斑片状、点线状 T_2WI 低信号和斑片

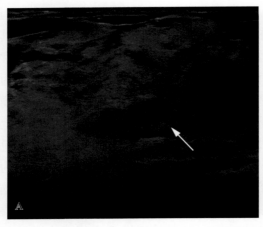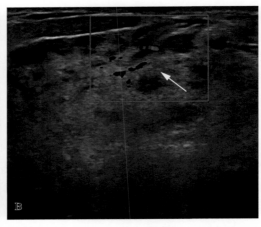

图7-4-1　乳腺血管肉瘤超声＋ABVS

A.右乳外上象限9～1点钟位距乳头0～5cm处腺体层局限性增厚（箭头），范围约7cm×5cm×2.5cm，无具体边界，内回声紊乱不均匀，内见导管明显增厚，最宽导管0.6cm，导管内充满不均质低回声，并可见多个低回声，最大2.0cm×0.9cm，低回声边界不清，形态不规则，彼此与导管相连；B.内部及周边见血流信号（箭头）

状短T_1、短T_2信号，提示肿瘤内部不均质，常见坏死、出血形成的血湖、纤维化、透明样变性。肿瘤在T_1WI上混杂低信号中可见多发的稍高信号、T_2WI上混杂稍高信号内的低信号，DWI上呈高信号，ADC值减低，考虑为肿瘤内的含血液区，为乳腺血管肉瘤较特异性的MRI表现，对确诊肿瘤内血管特性有定性诊断价值。动态增强扫描早期大肿块呈明显不均匀强化，延迟期持续强化并呈向心性填充。延迟强化模式可能与肿瘤内富含血液的血管腔和血管管道的组织特征有关。富含自由吻合的血管区域强化明显，而扩张的海绵状血管腔则可能呈缓慢的进行性强化。病灶较小时动态增强特征和血管瘤难以鉴别。MRI动态增强曲线呈上升型。

【诊断与鉴别诊断】

乳腺血管肉瘤应与乳腺炎性病变相鉴别。在超声上：炎性肿块多边界模糊，表现为非均质性低回声夹杂絮状稍强回声，CDFI示血流较丰富；而血管肉瘤表现为均质性或非均质性混合回声或强回声，肿块内亦可有丰富彩色血流信号。在MRI上，以肉芽肿性乳腺炎（GM）为例，MRI上病灶形态多呈边缘不清的片状非肿块病灶，增强扫描病变呈斑片状不均匀强化；部分病灶增强扫描呈多发类环形强化，环通常较小，中心无强化；病变常累及乳晕、乳头，当病变累及乳晕区域时，局部结构破坏，纤维组织牵拉致乳头内陷。MRI有利于GM伴随征象的显示，包括窦道形成、皮肤增厚、水肿，病变同侧腋淋巴结肿大。此外，乳腺血管肉瘤亦需与乳腺癌相鉴别；血管肉瘤超声造影表现为造影剂进入病灶的速度较快，且排出病灶缓慢，与乳腺浸润性导管癌有许多相似之处，但一般乳腺浸润性导管癌造影剂达峰时多呈均匀高增强伴少许灌注缺损区，而部分血管肉瘤造影剂达峰时病灶呈"网络状"不均匀增强.这可能与乳腺血管肉瘤的病理相关。浸润性导管癌没有血管肉瘤中常见的弥漫增生的、开放的吻合状脉管征象。在MRI上，乳腺癌多有钙化，肿块形状不规则，边界不清，边缘常呈分叶状或毛刺状，MRI增强呈不均匀或环形强化，动态增强曲线多呈流出型。

【比较影像学】

与乳腺摄影X线相比，MRI为临床提供的信息更丰富；MRI检查具有良好的软组织分辨率，特别对致密型乳腺不易漏诊或误诊，有研究提示MRI可以发现1.0～1.5cm的血管肉瘤。尤其DCE-MRI及DWI检查对于血管源性肿瘤具有特征性表现，能够为临床和病理提供其病变范围及性质，准确诊断及采取正确的治疗方案具有重要意义。动态MRI增强对本病有定性诊断价值，有助于清楚显示病变的范围及特点，做到早期诊断、早期治疗，以提高本病的治愈率。总之，乳腺原发性血管肉瘤较为罕见，影像学表现不典型，确诊仍需结合病理检查。影像学诊断以MRI为首选，特别是动态增强MRI，可降低漏诊率，进行术前准确定位，明确邻近组织的受侵范围。术前仅依据超声及钼靶X线较难正确诊断；靶X线未见钙化。因此超声及钼靶均误诊为良性病变。

参 考 文 献

韩鄂辉，吕志红，洪玮，等，2014. 乳腺血管肉瘤的超声造影表现1例［J］. 中国临床医学影像杂志，25（7）：527-528.

李响，王学梅，耿晶，2012. 年轻乳腺血管肉瘤的超声与病理对照分析1例［J］. 中国临床医学影像杂志，23（1）：71-72.

刘红，赵晶，范宇，等，2006. 乳腺原发性血管肉瘤的临床及病理学特征［J］. 中华病理学杂志，35（10）：598-601.

宋承汝，程敬亮，孙梦恬，2013. MRI诊断乳腺原发性血管肉瘤1例［J］. 中国医学影像学杂志，21（5）：351-352.

张秉宜，韩玲，平杰，等，2018. 超声诊断乳腺巨大血管肉瘤1例［J］. 临床超声医学杂志，20（5）：301.

张伟，张帆，李佳嘉，等，2009. 乳腺血管肉瘤临床病理分析［J］. 临床与实验病理学杂志，25（3）：315-317.

赵弘，杜牧，郭吉敏，等，2011. 探讨乳腺血管肉瘤的MRI及乳腺摄影X线表现并文献复习［C］// 全国乳腺影像诊断与新技术研讨会.

周卫平，昝星有，张盛箭，等，2015. 原发性乳腺血管肉瘤的影像表现［J］. 中华放射学杂志，49（10）：783-784.

周长玉，许茂盛，喻迎星，等，2014. 肉芽肿性乳腺炎的动态增强MRI和扩散加权成像表现及其与乳腺癌的鉴别［J］. 中华放射学杂志，48（12）：1000-1004.

第 8 章

PET-CT 在乳腺恶性肿瘤及转移瘤中的应用

核医学显像为代表的分子影像学通过对活体内分子和细胞水平的生物学过程进行定性和定量研究，对病变进行亚临床期诊断，在尚无解剖改变的疾病前检出异常。PET 的临床应用是核医学发展的一个重要里程碑，也是当前分子影像技术最重要而成功的临床应用。正电子发射计算机体层显像仪（position emission tomography and computed tomography，PET-CT）作为一种先进的核医学分子显像手段，实现了 PET 正电子发射式功能成像与 CT 解剖显像的同机融合，能够在正常生理条件下从分子水平动态地观察人体解剖结构基础上的血流、代谢、受体、蛋白质合成与基因表达等变化，灵敏度高，特异性强，能够获得比传统影像学方法更多、更有价值的信息，有利于疾病的早期诊断。^{18}F-FDG 是目前临床应用最为广泛且成熟的代谢显像剂，它作为一种葡萄糖类似物，与天然葡萄糖代谢途径类似，以 6-磷酸-^{18}FDG 形式滞留于葡萄糖摄取活跃的恶性肿瘤组织及其转移灶细胞内，可以在活体通过 PET-CT 显像探测 ^{18}F-FDG 的体内分布来反映肿瘤细胞的代谢活性，并能够测定 ^{18}F-FDG 的标准摄取值（standard up value，SUV），对乳腺恶性肿瘤进行定性诊断、转移灶检出、临床分期与再分期以及治疗监测等。

一、显像剂与显像原理

2-氟-18-氟-2-脱氧-D-葡萄糖（2-Fluorine-18-Fluoro-2-deoxy-D-glucose，^{18}F-FDG）是与葡萄糖结构类似的放射性核素标记化合物。其中 ^{18}F-原子取代天然葡萄糖结构中与 2 号碳原子相连的羟基后形成 ^{18}F-FDG。^{18}F-FDG 经静脉注射后，经细胞膜上的葡萄糖转运蛋白进入细胞，细胞内的 ^{18}F-FDG 在己糖激酶（hexokinase）作用下磷酸化，生成 6-PO-4 ^{18}F-FDG。由于 6-PO-4 ^{18}F-FDG 分子中另一个羟基被脱掉一个氧，不能被磷酸果糖激酶所识别而停止进一步分解代谢，其滞留在细胞内达数小时。在葡萄糖代谢平衡下，6-PO-4 ^{18}F-FDG 滞留量大体与组织细胞葡萄糖消耗量一致，因而能反映体内葡萄糖的利用和摄取水平。

绝大多数恶性肿瘤细胞具有葡萄糖高代谢特点，细胞内可聚集大量 ^{18}F-FDG，因而经 PET/CT 显像可显示肿瘤的部位、形态、大小、数量及肿瘤内的放射性分布。肿瘤细胞的原发灶和转移灶具有相似的代谢特性，一次注射 ^{18}F-FDG 能方便地进行全身显像，这对于了解肿瘤及其转移灶的全身累及范围具有独特价值（图 8-0-1）。

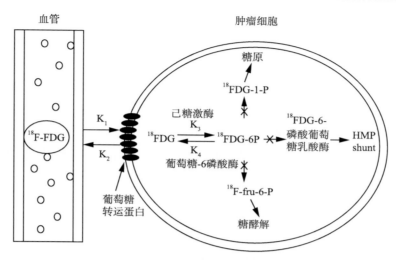

图8-0-1　正常细胞与肿瘤细胞FDG代谢代谢过程

二、PET-CT用于乳腺癌诊断

美国《NCCN临床实践指南》2010年将PET-CT新增为乳腺癌的影像学备选检查项目。在常规检查结果对分期难以判断或者存在疑问时，PET-CT可以有效协助判断。绝大部分乳腺恶性肿瘤能高度摄取^{18}F-FDG，PET显像显示高代谢影像，因此PET-CT探测原发性乳腺病变是一种非常灵敏的方法，而且具有较好的特异性，在鉴别乳腺肿块良恶性方面具有很大的潜力。

影响乳腺恶性肿瘤摄取^{18}F-FDG的因素包括肿瘤的组织类型（如导管性和小叶性）、肿瘤生长类型（如结节性和浸润性、肿瘤细胞的增殖、肿瘤组织中肿瘤细胞的百分比/肿瘤组织中的血管密度等）。浸润性导管癌比浸润性小叶癌具有显著增高的^{18}F-FDG摄取、局部结节性病灶也较浸润性及弥漫性的病灶显示出更高的放射性浓聚。肿瘤细胞增殖程度越高、分化程度越低，则^{18}F-FDG摄取越显著。而肿瘤大小、组织坏死、纤维化、囊性化的程度、炎性细胞的多少、类固醇受体情况和葡萄糖转运蛋白表达与^{18}F-FDG摄取无明确相关关系。

标准摄取值（SUV）在鉴别良恶性病变方面有一定的参考价值。标准摄取值的计算公式如公式下：

$$SUV = \frac{局部感兴趣区平均放射性活度（MBq/ml）}{注入放射性活度（MBq）/体重（g）}$$

SUV作为PET显像中定量分析参数，在诊断乳腺病变，尤其是在定量比较中有重要价值。有研究应用SUV半定量分析肿瘤^{18}F-FDG摄取量，发现乳腺良性肿瘤（SUV值1.4±0.5）与恶性肿瘤（SUV值3.3±1.8）之间具有显著性差异。通过可操作特性曲线（ROC）分析，以SUV 2.5为诊断界值，可以获得75%的灵敏度和

100%的特异性。依据解剖学信息进行^{18}F-FDG摄取的部分容积校正后灵敏度可以增大到92%，相应的特异性为97%，这表明^{18}F-FDG PET在鉴别乳腺肿瘤良恶性方面具有很高的准确性。

不过，^{18}F-FDG PET在乳腺癌诊断方面也存在一定的局限性。①最主要的局限性是在检测微小肿瘤时受到一定的限制而出现假阴性，当肿块直径＜1.0cm不易检出，原因是部分容积效应的影响和乳腺的自然本底掩盖了^{18}F-FDG摄取较低的病变；另外，分化程度高、恶性程度低的病灶葡萄糖代谢率相对较低，病灶较小时不易检出。②大部分的浸润性小叶癌不能被发现，可能为肿瘤细胞的密度低、浸润性生长的特性及代谢活性低所致。③^{18}F-FDG PET检查中还可能出现的假阳性，一般与乳腺导管上皮增生和炎症等有关。大约有5%的乳腺良性病变显示有^{18}F-FDG摄取，如乳腺炎性病变、纤维腺瘤等。

PET与CT的整合，可同时观察病灶的CT、PET及同机融合图像，对提高乳腺癌的诊断应用方面有一定的帮助（图8-0-2，图8-0-3）。CT的分辨率远优于PET，可达2mm，此可检出更小的病灶，理论上提高了＜1.0cm病灶的检出率。

不过也有研究对PET-CT用于检测＜1.0cm的乳腺癌呈谨慎态度，特别是对于分化良好的导管癌和原位癌。有研究显示，PET-CT探测＜1.0cm的病灶的敏感性

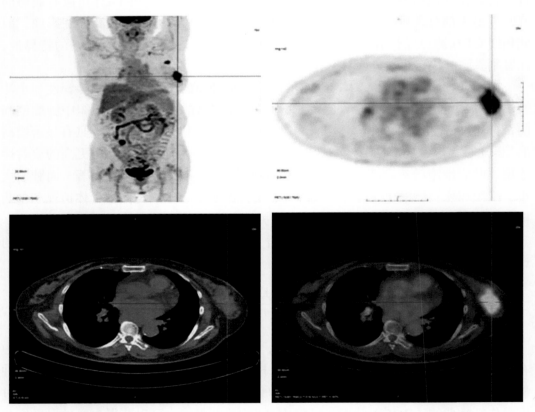

图8-0-2　CT、PET及同机融合图像，可见左侧乳腺外上象限肿物，伴高代谢

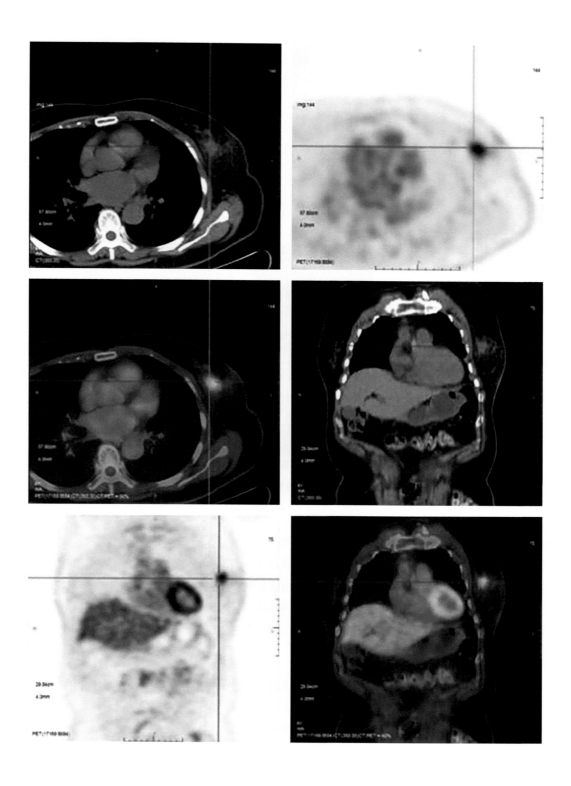

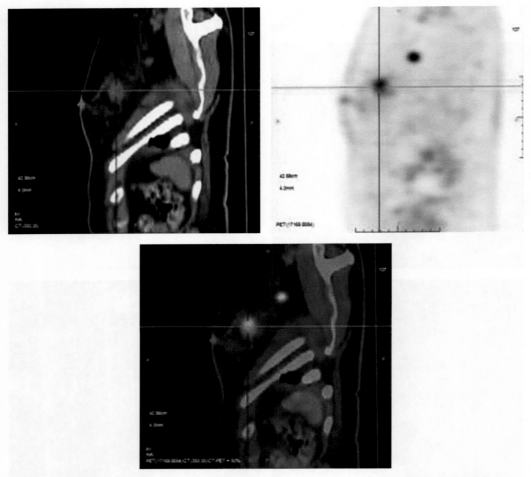

图8-0-3　CT、PET及CT同机融合图像显示左侧乳腺结节，伴高代谢，病理证实为乳腺腺癌

约为57%，而＞1.0cm的病灶敏感性为91%。

　　由于有限的敏感性，现在临床中^{18}F-FDG PET-CT不作为常规原发灶的探测和诊断工具。在原发灶的探测中，鉴于价格因素和全身的放射辐射也不适合乳腺癌的普查。在普查中，单纯诊断方面，相对于标准的钼靶、超声显像和影像引导的细针穿刺的联合诊断，PET-CT没有明显的更高准确性，与乳腺MRI孰优孰劣也有待于进一步研究。

三、PET-CT在乳腺癌淋巴结转移及其他远处转移灶检出中的应用价值

（一）腋窝转移淋巴结的诊断及与前哨淋巴结活检

　　研究证实，乳腺癌的预后在很大程度上取决于淋巴结转移情况、原发肿瘤大小、组织学类型、激素受体及生长因子情况等，其中淋巴结转移被视为影响预后的

单一的重要影响因子。乳腺癌患者中，约30%发生腋淋巴结转移，腋淋巴结转移患者比无转移者生存率下降约40%。在有淋巴结转移的乳腺癌患者中，转移淋巴结的数量对预后的影响更大。因此，准确了解腋淋巴结有无转移及转移的范围对肿瘤的正确分期和选择合理的治疗方法十分必要。

乳腺触诊、超声和X线摄影检查检出淋巴结转移的准确性较差。有研究发现，约40%的临床检查阴性的患者被病理检查证实已经出现转移。相反，也有40%被怀疑已经发生淋巴结转移的患者病理学回顾结果为阴性。由于没有一种准确、无创性的有效检查方法，以往对乳腺癌患者常规进行腋淋巴结清扫（axillary lymph node dissection，ALND），是手术治疗的重要组成部分。近年来，术后随诊发现，腋淋巴结未转移的患者并未从ALND中获得治疗益处，反而由于其创伤较大，带来了一系列的并发症，如上肢水肿、感觉及功能障碍等。因此，在术前准确评估是否有淋巴结转移对乳腺癌患者是否接受ALND进而改善患者的预后将有重要作用。

目前，临床上有许多方法可以用来评价腋淋巴结状况，但是在淋巴结是否转移的准确判定上都有一定的局限性，如CT检查虽然有较高的特异性（75%）和阳性预测值（89%），但其敏感性（50%）及阴性预测值（20%）太低。超声检查及超声引导下细针活检的敏感性为70%～73%，仍不足以准确确定腋淋巴结转移情况。其他的诸如二维闪烁显像、乳腺特异性单克隆抗体检测等，都不能达到令人满意的结果。

^{18}F-FDG PET显像对于判断乳腺癌患者有无淋巴结转移有极大的帮助。PET显像中一项重要的研究是对形态大小正常但却已经受累的腋淋巴结转移情况做出评价（图8-0-4）。初步研究表明，[18]F-FDG PET显像中腋窝和内乳区局限性代谢增高与相应部位的淋巴结转移具有很高的一致性，判断腋淋巴结转移方面具有相当高的灵敏度和特异性，优于其他常规的影像学检查。[18]F-FDG PET图像上腋转移淋巴结多表现为结节状或融合状高代谢区。

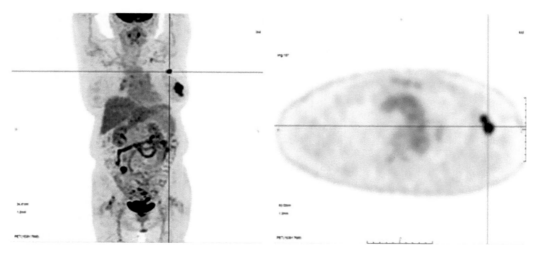

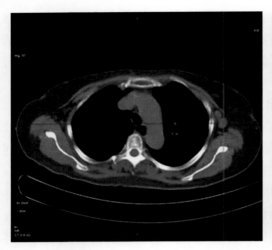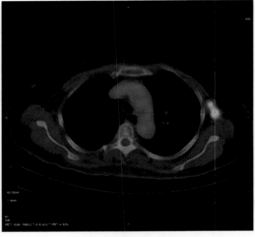

图8-0-4 CT、PET及同机融合图像显示左侧乳腺癌伴左侧腋淋巴结转移

随着人们对肿瘤转移途径的深入认识，研究者发现乳腺癌的淋巴结转移遵循着与黑素瘤转移相同的规律（图8-0-5），即有一个或几个淋巴结为首先接受原发肿瘤转移的淋巴结，称为前哨淋巴结（sentinel lymph node，SLN）。如果前哨淋巴结未发现转移，理论上，其他淋巴结转移的可能性很小。在此理论基础上，产生了前哨淋巴结活检术（sentinel lymph node biopsy，SLNB）。自1994年SLNB应用于乳腺癌的研究以来，SLNB被越来越多地被研究机构接受，并开展起来。

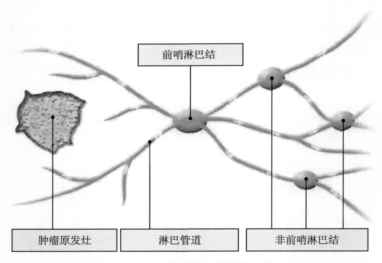

图8-0-5 乳腺癌淋巴结转移示意图

目前在西方发达国家，前哨淋巴结活检术正迅速取代腋淋巴结清扫术，成为早期乳腺癌患者腋窝处理的标准模式。目前国际上许多学者开始着手研究SLNB联合

术前PET扫描对腋窝淋巴结转移诊断的价值，以期尽量减少手术创伤，真正实现乳腺癌腋窝微创治疗。

（二）PET-CT对乳腺癌远处转移灶的诊断

PET-CT对病变组织代谢状态的显示具有很高的精确性，而且是注药一次可完成全身扫描，使得它可以来监测乳腺癌的复发及转移灶，发现其他检查难以发现的全身病变，从而协助临床制订治疗方案。

与CT及MRI相比，由于^{18}F-FDG PET-CT为全身显像，可以更准确地揭示乳腺癌肺、脑、肝和其他远隔部位的转移灶或并发的肿瘤（图8-0-6，图8-0-7）。除个别病灶外，特别是当病灶位于高本底区，如脑皮质、肝、肾、膀胱等部位时，或过小的病灶，PET-CT对全身病变的检出率均高于CT及MRI。有学者对乳腺癌患者CT或MRI检查不怀疑是远处转移的病灶采用^{18}F-FDG PET-CT重新评价时发现，许多CT、MRI考虑为良性病变的病灶最后被PET-CT证实为转移灶。

不过，由于骨组织摄取^{18}F-FDG较少，PET诊断乳腺癌骨转移的假阴性率较高，特别是溶骨性骨转移，此时同机CT图像可清晰地观察到骨的病变，在一定程度上弥补了^{18}F-FDG PET的不足，二者结合，可以明显提高骨转移灶的检出率，显示出PET-CT一体机的优越性。

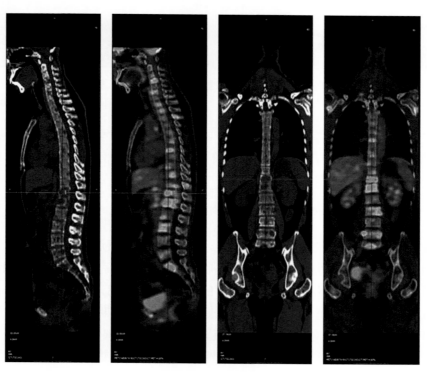

图8-0-6　CT、PET及同机融合图像显示乳腺癌患者多发骨转移，转移灶呈高代谢

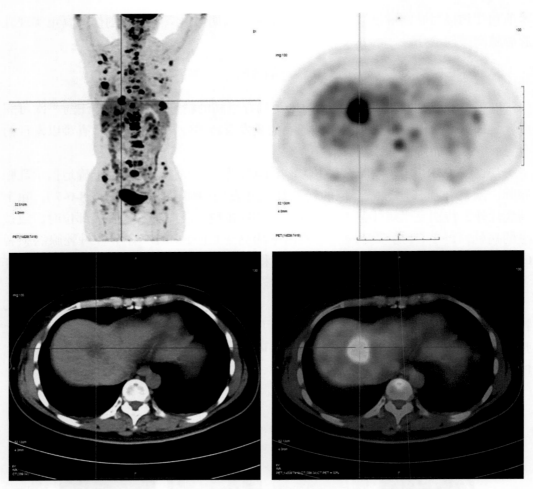

图8-0-7 CT、PET及同机融合图像显示乳腺癌肝转移，转移灶呈高代谢

总之，与其他影像学方法相比，18F-FDG PET-CT对乳腺癌远处转移灶检出的敏感性和特异性都较高，但是对于较小的病灶或病灶位于较高的本底区时，18F-FDG PET-CT具有一定的局限性。

四、PET-CT在乳腺癌分期中的作用

18F-FDG PET全身一次显像可清晰显示乳腺癌原发病灶以及淋巴结、肺、脑、肝及骨骼等远处部位的转移灶，在乳腺癌临床分期方面具有其他检查无法比拟的优势，从而为临床治疗方案的选择提供确切的依据（图8-0-8，图8-0-9）。

在乳腺癌患者手术前18F-FDG PET显像分期与传统分期的对比研究方面的研究发现，18F-FDG PET显像对肿块的灵敏度超过超声联合乳腺X线钼靶摄片的灵敏度；另外，PET-CT在腋淋巴结转移的非创伤性影像检测中的灵敏度最高，检测远端转移比目前通用的影像方法更准确，有助于提高乳腺癌分期的准确性、有助于术前判

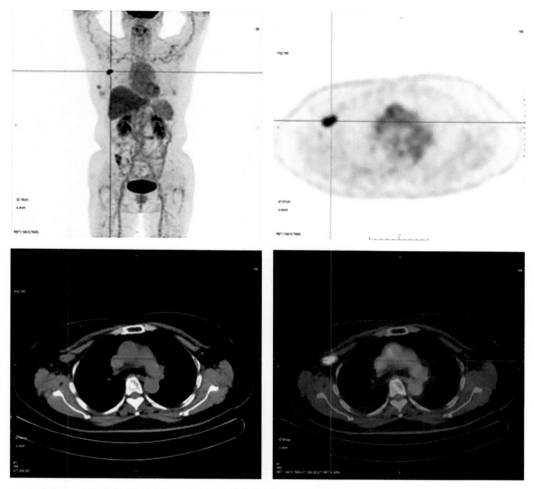

图8-0-8　CT、PET及同机融合图像显示右侧乳腺肿物，PET-CT检查前临床分期I期，PET-CT检查评估发现右侧腋淋巴结转移，改为Ⅱ期

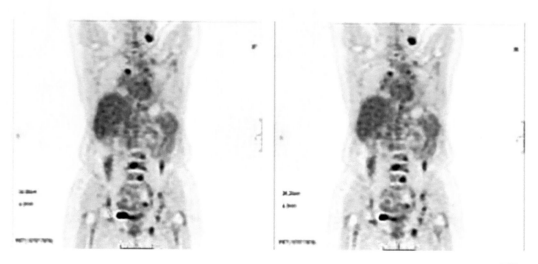

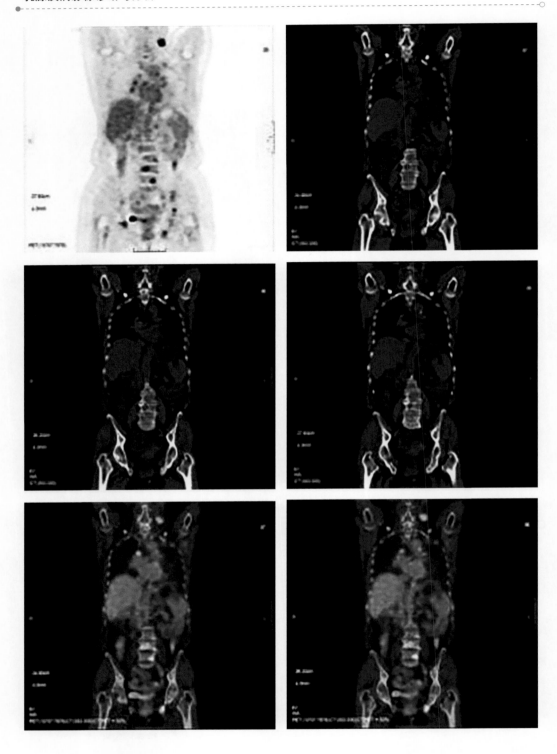

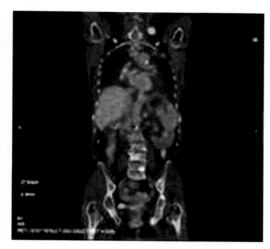

图8-0-9　CT、PET及同机融合图像显示乳腺癌术后5年，临床分期Ⅲc期，PET-CT显示全身多发骨转移

断是否需要淋巴结清扫术和加用辅助治疗。

　　另外，在PET-CT、单独CT和单独PET在涉及TNM分期和乳腺癌复发治疗方面的研究发现，PET-CT在确定TNM分期方面更精确，较单独PET和单独CT有更好的作用。

五、PET-CT用于乳腺癌疗效监测

　　目前越来越多的乳腺癌患者接受手术前辅助化疗。新辅助化疗（neoadjuvant chemotherapy）的一个重要的优点在于通过缩减肿瘤的体积可以增加外科手术乳腺保存率，并提高病变的控制率和综合生存率。15%～25%的乳腺癌在最初发现时肿块直径已经很大（＞3cm）或发生局部进展，此类情况的患者治疗中面临的最主要问题是手术后局部复发的发生率极高和全面性预后不良。尽早确定肿瘤对治疗无响应的患者从而避免无效的治疗对临床十分重要和有利。肿瘤体积的改变并不是确定治疗反应的一个灵敏的参数，因而在治疗早期评价患者对化疗的反应较为困难。

　　^{18}F-FDG PET代谢显像为临床提供了一种可供选择的、显示早期治疗效果的方法。乳腺癌治疗前辅助化疗和联合化疗后随访的研究表明，^{18}F-FDG PET通过显示肿瘤治疗中早期代谢活性改变而评价治疗反应具有明显的优势。单一疗程化疗后^{18}F-FDG PET显像预测肿瘤完全病理反应的灵敏度为90%～100%，特异性74%～85%。研究发现在治疗开始8天以内肿瘤与正常乳腺组织之间的^{18}F-FDG摄取比值已经减低，但X线摄影结果显示肿瘤的体积并没有明显改变，在经过3个疗程即21天以后肿瘤体积才逐渐缩小，这一结果表明，^{18}F-FDG PET可以在乳腺癌出现形态学改变之前用来早期评价肿瘤对治疗的反应。Wahl等应用^{18}F-FDG PET对11例原发乳腺癌患者进行了化疗开始后的连续监测63天，肿块直径均＞3cm。定量分析表明，对治疗有响应的患者肿瘤^{18}F-FDG摄取出现迅速而显著的减少，对治疗无响应

的患者经过3个疗程化疗后仍没有明显的代谢改变。其他的相关研究也发现PET可以较其他常规检查方法更早地显示肿瘤对治疗的早期响应且具有更好的灵敏度和特异性。在观察乳腺癌的骨骼、淋巴结、肝脏以及纵隔转移性病灶的早期治疗反应方面，^{18}F-FDG PET也可以发挥相似的作用。^{18}F-FDG PET显像评价治疗反应应用中的一个局限性为：不能从对治疗完全响应的患者体中鉴别出微小的残存病灶。

对预后判断的应用方面，一般情况下，病灶高度摄取^{18}F-FDG的进展期乳腺癌患者往往预示其对辅助化疗不敏感而预后较差，治疗后PET检查^{18}F-FDG阳性的患者的生存期比阴性患者明显缩短。当治疗后患者^{18}F-FDG PET结果与常规检查比较出现不一致时，PET往往可以提供更大的帮助，其准确性一般较常规检查高4倍左右。

化疗和内分泌治疗对晚期乳腺癌十分重要，但往往需要3～4个周期的化疗和2～3个月以上的内分泌治疗才能判断疗效，这使相当一部分患者因不能尽早更改治疗方案而失去病情缓解的机会，^{18}F-FDG PET的出现，为监测早期治疗效果提供了一个可靠的手段（图8-0-10，图8-0-11）。

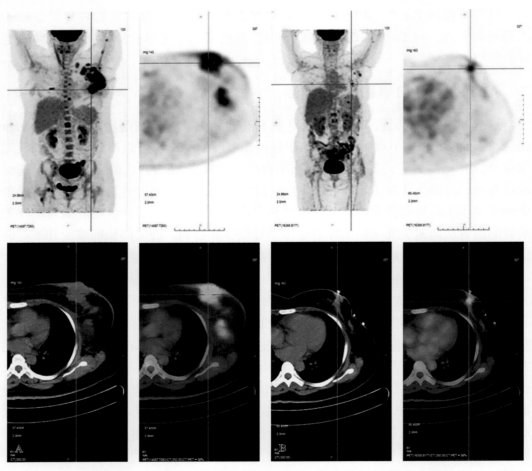

图8-0-10　A.左侧乳腺癌化疗前PET-CT；B.化疗后乳腺肿块明显缩小

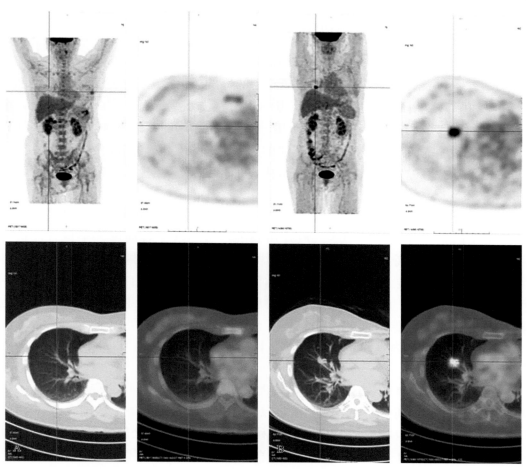

图8-0-11 A.乳腺癌术后化疗前PET-CT显示胸部无高代谢病灶；B.右侧化疗后3个月，右肺中叶可见高代谢转移灶

近几年来，随着新辅助化疗的推广应用，^{18}F-FDG PET同样可以监测其疗效，尤其联合^{14}O$_2$-water PET血流显像时，通过观察肿瘤局部糖代谢率的高低和化疗前后血流的改变，能判断肿瘤是否对化疗耐药和患者的预后。与此同时，PET也为术后给出合理的化疗方案、保乳手术前比较准确的治疗指明了方向。

乳腺癌对化疗和内分泌治疗是否有效直接影响患者的预后，因而在PET监测疗效的同时还能直观地评估预后。研究发现，^{18}F-FDG摄取量是无瘤生存率的独立预后因子之一，SUV≥3.0者其5年生存率明显低于SUV＜3.0者。小叶癌^{18}F-FDG的摄取量＞导管癌，镜下生长模式弥散型＞结节型，细胞倍增快者＞倍增慢者，S期比例高者＞比例低者，这些都支持^{18}F-FDG摄取量的预后价值。此外，全身^{18}F-FDG PET对乳腺癌远处转移较早准确的发现，也有助于对乳腺癌预后的判断。

六、PET-CT用于乳腺癌复发诊断

初期诊断与治疗后，乳腺癌局部和区域性复发率为7%～30%，乳腺内、皮肤、胸壁、区域淋巴结等均为术后或放疗后的好发部位，最常见的区域性复发部位是乳腺和胸壁。用作常规随访观察的影像技术（如乳腺造影、CT和MRI等），常反映出对因手术治疗而改变的解剖结构与病理组织结构的鉴别困难。^{18}F-FDG PET-CT检查对乳腺癌治疗后有复发和转移的患者已显示了较高的准确性，具有较为明显的优势，通过PET-CT检查可获得更多的信息，以便精确、合理地设计治疗方案。

致密乳腺、术后瘢痕、乳腺假体一直是影响乳腺癌筛查及判断局部复发准确性的主要因素。各种外科手术或放疗所致的瘢痕增加了普通影像学检查评价乳腺癌局部复发的复杂性，尤其在腋窝区更是如此。腋窝外科探查用来确定或排除复发的方法有时会因取样失误而产生不确定的结果。而由于^{18}F-FDG PET显像反映的是不同组织的糖代谢状况，只要肿瘤局部呈高糖代谢状态，就可清晰地显示出来，不受乳腺内部的组织结构、密度、术后瘢痕和乳腺假体等因素的影响，可准确识别其内发生的恶性肿瘤，因此可提供比其他诊断手段更为准确的信息。

乳腺癌复发患者的临床病程变化较大，主要取决于转移灶的范围和肿瘤的生物学特性。一些早期的远处转移临床难以发现或仅凭常规检查无法确定，^{18}F-FDG PET一次性完成全身检查的特点十分有利于发现早期的远处转移，Vranjesevic等进行了^{18}F-FDG PET与普通影像学检查在检测乳腺癌复发和转移方面的对比研究。61例乳腺癌患者在治疗后接受^{18}F-FDG PET和各种常规影像学方法检查，随访（21±12）个月。结果显示，在随访期末，PET的阳性预测值为93%，阴性预测值为84%；常规影像学方法的阳性预测值为85%，阴性预测值为59%，结果证明在确定治疗后患者乳腺癌是否仍处于缓解状态或出现复发中，^{18}F-FDG PET比常规影像学方法更准确。两者符合率为75%，不符合的病例通过随访证实PET预测的准确性达80%，而常规影像学方法预测的准确性仅为20%。乳腺癌手术及化疗、放疗后，对那些有复发症状或无复发症状但肿瘤标志物上升的患者，如果常规X线摄片、CT、MRI检查阴性，用^{18}F-FDG PET检查往往会有意外的结果，与CT和MRI相比，无论是臂丛神经区的局部复发、纵隔内乳区的淋巴结还是内脏器官的病灶，^{18}F-FDG PET的敏感性均较高。而在无复发症状的病例，^{18}F-FDG PET的敏感性达94%，而常规影像学检查仅为18%，相差更为悬殊。一组研究还发现，可疑复发乳腺癌的^{18}F-FDG PET比肿瘤标志物CA153具有更高的敏感性。最新的研究表明，^{18}F-FDG PET明确乳腺癌复发和转移范围的敏感性、特异性、准确率分别达到了94%、91%和92%，并且使32%的患者的治疗计划得到修正。^{18}F-FDG PET对全身转移灶的检出优于CT、MRI。

^{18}F-FDG PET对乳腺癌的复发和转移的观察已显示出了较高的准确性，然而，如同其他任何事物均具有两面性一样，^{18}F-FDG PET在对疾病的诊断中也表现了它的不足之处，这就是它可能对一部分正常组织或损伤炎症组织产生假阳性结果，如肌肉、肠道、泌尿道和心肌等，^{18}F-FDG的正常生理摄取及创伤、感染病灶中的肉芽组织和放化疗后造血组织活跃对葡萄糖的摄取量增加。在这些病例中相应的常规影像学技术则能为^{18}F-FDG的摄取提供准确的解剖定位，PET-CT正是基于这一点应运而生。在对乳腺癌初期治疗后的再分期观察中，PET-CT表现出比单独采用PET在诊断的敏感性和正确性方面有更加明显的优势。在Pelosi等报道的40例已治疗的乳腺癌患者中，19例单独采用PET-CT检查，21例采用PET与其他常规影像学技术联合检查。在单独采用PET-CT检查的患者中，45/47（96%）处病灶被准确定位，其余两处不能明确诊断的病灶位于纵隔，可能是淋巴结或胸膜；而采用PET与其他影像学技术检查的病例中，仅58/63（92%）处病灶被定位，其余5处病灶中的4处位于胸部而考虑为骨、软组织、淋巴结或肺，另1处位于腹部，^{18}F-FDG的高摄取被认为是淋巴结或泌尿道/肠道的正常生理摄取。

复发性乳腺癌的早期诊断对于选择最适宜的治疗方案非常重要。胡梦裳等回顾性分析43例乳腺癌术后患者相关临床及影像学检查资料，比较^{18}F-FDG PET-CT检查SUV变化，^{18}F-FDG PET-CT对术后乳腺癌复发或转移灶检出的灵敏度、特异度和准确度分别为96.5%、92.9%和95.3%，术后证实有乳腺癌复发或转移灶者28例。治疗后9例有效稳定，SUV较治疗前下降［（4.1±2.8）vs（8.3±4.9）］；7例病情恶化，SUV较治疗前上升［（7.9±3.8）vs（4.3±2.3）］；带病生存18例的SUV低于10例进展死亡患者［（5.4±2.6）vs（9.4±3.2）］，病灶SUV与预后呈负相关。^{18}F-FDG PET-CT评估乳腺癌术后患者复发、转移、预后有重要临床价值（图8-0-12，图8-0-13）。

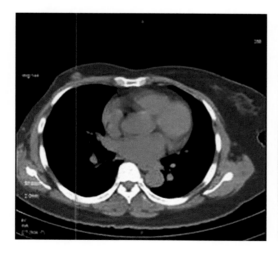
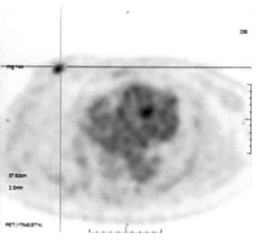

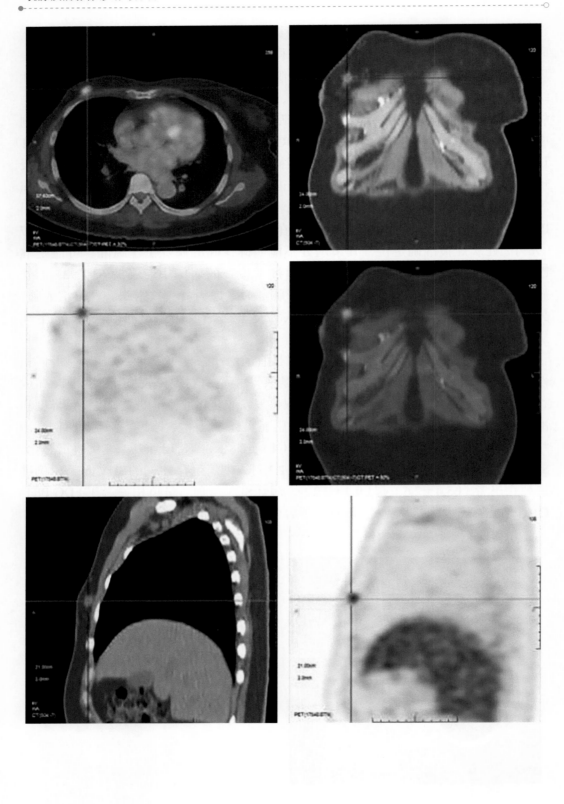

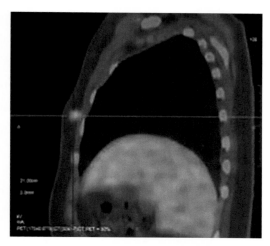

图8-0-12 右侧乳腺癌根治术后14年。右侧乳内上象限高代谢结节，SUVma×4.0，乳腺癌复发

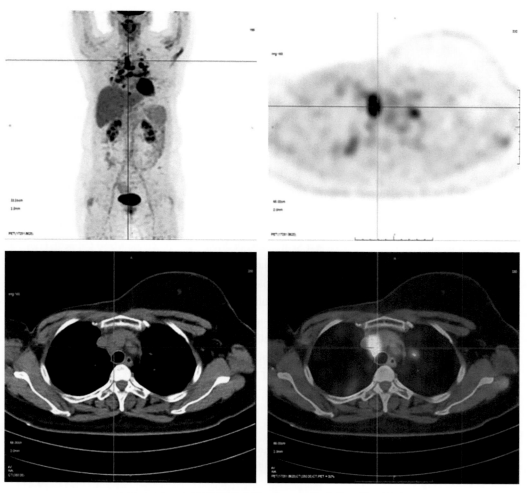

图8-0-13 右侧乳腺癌术后7年。双肺转移、纵隔转移

  PET-CT中的CT检查不仅可提供准确的解剖定位，对胸壁复发病灶确定病变的范围及深度，放射野的设定和剂量的计算都有很大的帮助。另外，CT检查能早期发现心包积液、胸腔积液、肺转移瘤及肋骨胸椎转移等。虽然[18]F-FDG PET-CT进入临床应用的时间是短暂的，但它的解剖与代谢功能相融合的综合性能已对检测乳腺癌治疗后复发方面造成了巨大的影响，同时对患者的生存和生命质量方面也起着重要作用。相信随着分子影像学在肿瘤诊断和治疗领域研究的深入，PET-CT在临床上的应用前景将会更加广阔。

参 考 文 献

胡梦裳，邓胜明，章斌，等，2015. ^{18}F-FDG PET/CT评估乳腺癌术后复发、转移及预后的价值 [J]. 江苏医药，41（13）：1511-1513.

于鹏，王瑞民，徐白萱，等，2014. 超声乳腺影像报告和数据系统与[18]F-FDG PET/CT在乳腺疾病诊断中的相关性及联合应用价值 [J]. 中国医学影像学杂志，（10）：730-734.

Avril N，Adler L P，2006. F-18 Fluorodeoxyglucose-Positron Emission Tomography Imaging for Primary Breast Cancer and Loco-Regional Staging [J]. RADIOLOGIC CLINICS OF NORTH AMERICA，1（1）：1-13.

Avril，N，Dose，J，Jänicke F，et al，1996. Metabolic characterization of breast tumors with positron emission tomography using F-18 fluorodeoxyglucose [J]. J Clin Oncol，14（6），1848-1857.

Barranger E，Dubernard G，Fleurence J，et al，2010. Subjective morbidity and quality of life after sentinel node biopsy and axillary lymph node dissection for breast cancer. [J]. European Journal of Surgical Oncology the Journal of the European Society of Surgical Oncology & the British Association of Surgical Oncology，92（1）：17-22.

Garami Z，Hascsi Z，Varga J，et al，2012. The value of 18-FDG PET/CT in early-stage breast cancer compared to traditional diagnostic modalities with an emphasis on changes in disease stage designation and treatment plan [J]. European Journal of Surgical Oncology，38（1）：31-37.

Giuliano AE，Hunt KK，Ballman K V，et al，2011. Axillary Dissection vs No Axillary Dissection in Women With Invasive Breast Cancer and Sentinel Node Metastasis A Randomized Clinical Trial [J]. JAMA The Journal of the American Medical Association，305（6）：569-575.

Kim H，Han W，Moon H，et al，2011. The comparison of the evaluation of axillary lymph node metastasis in breast cancer among PET，chest CT，and ultrasound sonography [J]. Journal of Clinical Oncology Official Journal of the American Society of Clinical Oncology，29（15_suppl）：e11567.

Kumar R，Chauhan A，Zhuang H，et al，2006. clinicopathologic factors associated with false negative FDG-PET in primary breast cancer [J]. Breast Cancer Res Treat，98（3）：267-274.

Lee H，Ko H，Seol H，et al，2013. Expression of Immunohistochemical Markers before and after Neoadjuvant Chemotherapy in Breast Carcinoma，and Their Use as Predictors of Response [J]. Journal of Breast Cancer，16（4）：395-403.

Mcdermott GM，Welch A，Staff RT，et al，2007. Monitoring primary breast cancer throughout chemotherapy using FDG-PET [J]. Breast Cancer Research and Treatment，102（1）：75-84.

Piperkova E，Raphael B，Altinyay ME，et al，2007. Impact of PET/CT in Comparison With Same Day Contrast Enhanced CT in Breast Cancer Management [J]. Clinical Nuclear Medicine，32（6）：429-434.

Podoloff DA，Advani RH，Allred C，et al，2007．NCCN Task Force Report：PET/CT scanning in cancer［J］．JNat1ComprCanrNetw，5（suppl1）：S1-S22．

Sawicki LM，Grueneisen J，Schaarschmidt BM，et al，2016．Evaluation of ¹⁸F-FDG PET/MRI，¹⁸F-FDG PET/CT，MRI，and CT in whole-body staging of recurrent breast cancer［J］．European Journal of Radiology，85（2）：459-465．

Sawicki LM，Grueneisen J，Schaarschmidt BM，et al，2016．Evaluation of ¹⁸F-FDG PET/MRI，¹⁸F-FDG PET/CT，MRI，and CT in whole-body staging of recurrent breast cancer［J］．European Journal of Radiology，85（2）：459-465．

Schirrmeister H，Kühn T，Guhlmann A，et al，2001．Fluorine-18 2-deoxy-2-fluoro-D-glucose PET in the preoperative staging of breast cancer：comparison with the standard staging procedures［J］．European Journal of Nuclear Medicine & Molecular Imaging，28（3）：351-358．

Veit-Haibach P，Antoch G，Beyer T，et al，2007．FDG-PET/CT in restaging of patients with recurrent breast cancer：possible impact on staging and therapy［J］．The British Journal of Radiology，80（955）：508-515．

Vranjesevic D，Filmont J E，Meta J，et al，2002．Whole-Body ¹⁸F-FDG PET and Conventional Imaging for Predicting Outcome in Previously Treated Breast Cancer Patients［J］．Journal of Nuclear Medicine Official Publication Society of Nuclear Medicine，43（3）：325-9．

Yararbas U，Neslihan Çetin，Yeniay L，et al，2017．The value of ¹⁸F-FDG PET/CT imaging in breast cancer staging［J］．Bosnian journal of basic medical sciences/Udruzenje basicnih mediciniskih znanosti = Association of Basic Medical Sciences，18（1）：707．

第9章

超声及X线摄影引导下的乳腺疾病诊断及治疗

第一节 超声引导下活检

一、细针抽吸细胞学检查

乳腺病变经综合影像学检查难以明确诊断或疑诊癌拟行术前治疗者，需要对病灶进行病理检查。乳腺病灶细针抽吸细胞学检查具有操作方便、快捷，安全性高，检查便宜等优点，但该检查属于细胞学检查，取材少，不能完全代替病理检查，目前较少应用。

（一）适应证

超声可显示的病灶，对于粗针活检不耐受的患者。

（二）禁忌证

由于该操作创伤性小，目前无明显禁忌证。

（三）操作技术

充分暴露患侧乳腺，碘伏或75%乙醇消毒，铺洞巾，超声探头置于肿块上方，确定肿物位置，明确进针点及进针方向，避开血管走行，防止刺破血管导致血肿及血液影像学检查结果。无须麻醉，直接用注射器从探头一端平行于探头长轴刺入皮肤，到达肿块位置。选取肿块边缘位置，进行多个方向，多次上下提插负压抽吸。待针芯内可见抽吸物时拔下针头，防止持续负压使组织进入注射器内，针芯拔出后，针管内吸入空气将抽吸的组织挤入载玻片上，均匀涂片，反复多次，确保针芯内组织全部挤出。穿刺结束后，包扎按压穿刺点止血。

（四）并发症

1.出血 出血是最常见的并发症，常见于肿块血供丰富者，穿刺后应充分按压避免血肿形成。

2.气胸 常见于肿块靠近胸大肌、腺体及脂肪少、配合差的患者。超声引导时明确胸肌筋膜位置，可将穿刺针置于肋骨上方，避免刺破胸肌筋膜。

3.感染 穿刺针灭菌不严格或操作时未严格按照无菌操作进行所致，但很少发生。

4.假体破裂 超声引导时对于有假体置入的患者，应避免穿刺针刺破假体包膜。

二、粗针活组织学检查

粗针活组织学检查可以安全足量地获取乳腺病变组织进行病理诊断，是术前明确病理诊断的首要方法，对帮助临床医师选择术式起到重要作用。此外，还可以进行免疫组化检测，有助于医师选择术前辅助化疗方案。

（一）适应证

1.实性或混合性病变

（1）超声提示病变为可疑恶性或高度怀疑恶性（BI-RADS 4～5级）。

（2）有超过一处的可疑恶性病变，尤其是呈多中心分布，需活检以协助制订治疗计划。

（3）既往超声提示乳腺良性病变或良性病变的可能性大（BI-RADS 2～3级），随访中发现病灶增大或其他影像学检查发现恶性征象。

（4）X线钼靶、MRI等检查高度怀疑乳腺恶性病变且超声检查可显示目标病灶。

（5）细针细胞抽吸术或组织活检结果不典型、不能确定，或与影像学发现不匹配，需再次活检明确病理诊断的。

（6）乳腺病变局部拟行无创或微创治疗前需明确诊断的。

2.单纯或复杂囊性病变，有下列条件之一者

（1）囊肿表现不典型，需要抽吸活检明确诊断。

（2）临床怀疑脓肿或感染性囊肿时进行诊断性穿刺和引流治疗。

（二）禁忌证

1.超声检查无法显示乳腺病变是超声引导下穿刺的禁忌证。

2.穿刺部位感染和严重的出血倾向属相对禁忌证，需控制感染和纠正出血倾向后方可实施乳腺穿刺活检。

（三）穿刺前准备

1.超声仪器、探头选择。

2.应用高分辨率的彩色多普勒超声诊断仪，探头频率为7～10MHz线阵探头。目前常用一次性无菌防护套套在探头外面并固定好后使用。

（1）针具及活检装置的选择：穿刺针规格和类型的选择主要取决于临床穿刺的

目的，目前临床上最常用的是14～18G组织切割空芯活检针。

（2）注射器及麻醉药：常备5ml或10ml注射器，麻醉采用皮肤及皮下局部麻醉，麻醉药常用1%或2%利多卡因注射液。

（3）告知患者注意事项并签署《患者知情同意书》。

（4）设计穿刺针路径，原则是针道最短并能避开较大血管。

（四）操作步骤

确认穿刺点后，常规消毒、铺无菌洞巾，应用1%利多卡因对穿刺点及肿块周围进行局麻，刀片破皮后，在超声引导下，穿刺针到达肿块边缘，预估穿刺针走行与弹射范围，一般为1.5～2.0cm，确定好位置后，进行弹射切割组织（图9-1-1）。拔出穿刺针，取出组织条进行病理检查。通常需要进行2～3针，获取不同方向完整的组织条，避开出血及坏死的部位。穿刺结束后，压迫穿刺部位3～5分钟，擦净皮肤，对穿刺点进行加压包扎。

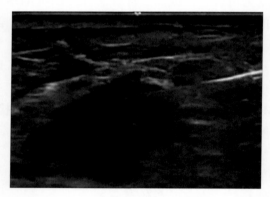

图9-1-1 超声引导下乳腺肿块穿刺活检，显示穿刺针刺入肿块边缘

（五）并发症

1.出血 常见原因是患者凝血功能异常，包括长期服用阿司匹林等抗凝药物。其次是穿刺中误伤较大血管。穿刺过程中应避免穿刺针垂直胸肌，并及时按压止血。

2.气胸 常见于肿块靠近胸大肌，并穿刺角度过于垂直、进针较深时可能会穿透乳腺后方胸壁，伤及肺组织。嘱患者在穿刺后如出现呼吸困难、气短、咯血等症状时应立即就诊。

3.感染 患者免疫力低下或局部穿刺点无菌敷料掉落未及时处理，造成穿刺部位红肿，甚至发热，需抗炎对症治疗。

4.针道转移 乳腺穿刺造成针道转移极其罕见。目前国内外未报道活检可促进肿瘤播散的证据。

三、超声引导下术前导丝置入定位

对于不能触及的乳腺小病灶或X线及超声显示明显簇状钙化的患者,临床上常难以明确手术切除范围。此时,术前的超声引导下导丝置入定位术具有明显的优势,定位全过程在超声监测引导下进行,可实时显示进针途径、方向及针尖与小病灶的位置关系,便于操作者及时调整进针方向及进针深度。

方法:穿刺针为套管样结构,针芯末端打开后呈倒钩状可以钩住肿块,局部皮肤消毒,探头放置位置尽量使肿块位于探头进针侧,这样进针长度短,可控性强,该套管针较软,对于致密性腺体患者进针较困难(图9-1-2)。进针使尖端位于对侧缘,这样可防止肿块拔出针鞘时带出针芯。定位时间应选择手术当日,防止血肿或造成患者身体及心理不适。

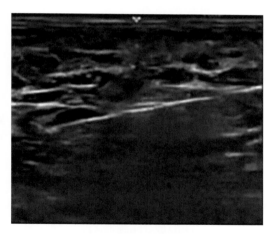

图9-1-2　超声引导下将定位针送入结节内

第二节　乳腺病变其他介入性治疗

一、超声引导下麦默通或真空辅助活检系统

近些年来,在微创技术飞速发展的背景下,超声引导下麦默通微创旋切系统被广泛应用于临床中,并深受医护人员的青睐。麦默通微创旋切系统包括真空抽吸泵和旋切刀两部分,可在超声引导下实时精准定位、重复切割乳房肿块,直至完全切除,并通过真空抽吸泵抽吸肿块组织进行术后病理检查,有助于提高临床治疗效果。还可以实时评价切除范围及术后残留状况。该微创技术切口小,手术切口通常是0.2 ～ 0.5cm,病灶的清除可在同一切口进行,切口无须缝合,所以手术时间短,创伤较小。

麦默通在国外主要应用于肿瘤的活检,其取材量较大,一次穿刺可以多次取材，更好地进行临床诊断。但由于旋切刀价格昂贵，在我国主要应用于良性肿瘤的切除治疗及可疑恶性肿物切除并活检。

（一）适应证

（1）凝血功能正常患者，高度怀疑的乳腺恶性病灶，无论肿块大小都可以进行活检诊断。

（2）临床及影像学检查直径 1 ～ 3cm 的良性病灶。

（3）直径＜1cm，临床不可触及的可疑病灶或患者有强烈手术愿望的良性病灶。

（4）直径＜5cm，非手术治疗无效的男性乳腺肥大症。

（二）禁忌证

（1）凝血功能障碍患者及月经期患者。

（2）肿物内有粗大钙化无法切除者。

（3）肿块过大为相对禁忌证，通常肿块最大径＞4cm者，因肿块过大切除时间较长，术后形成血肿的概率高，所以不建议行麦默通微创治疗。

（4）高度怀疑恶性的肿块，要求开放手术患者。

（5）有强烈哺乳要求，肿块位于乳头附近，并结节较小的患者，可能损伤乳管影响哺乳。

（三）操作步骤

（1）术前超声体表精确定位，可以帮助确定结节数量及切口位置的设计。

（2）常规消毒，并在手术位置铺放消毒洞巾，于肿块及预设穿刺隧道实施局部浸润麻醉。局部麻醉药一般选用利多卡因加肾上腺素，高血压患者应注意肾上腺素的用量。

（3）在进针部位做一切口，长度是 0.2 ～ 0.5mm，将旋切刀向皮肤刺入，利用超声引导由预设穿刺隧道将旋切刀置于肿块后方，对准凹槽，开启系统，将肿块切割后抽吸旋切病灶，一直到肿块完全切除。切除过程中探头可以随旋切刀的改变而轻微摆动，以便更加清晰地显示刀槽及观察肿块是否完全切除。

（4）肿瘤完全切除后，拔出旋切刀，排出积血，通过生理盐水充分冲洗切口，若发现存在出血现象，则实施按压止血。利用超声再次检查病灶是否彻底清除，若全部清除利用无菌黏胶粘合切口。最后，采用弹性绷带对切口位置实施加压包扎，时间为48小时。

（四）标本取材及送检

利用麦默通旋切刀可以将肿块切割成条状，大小约20mm×2mm，观察组织条可以辅助判断切除病灶的情况，并可对肿块的性质给予初步判断（图9-2-1）。

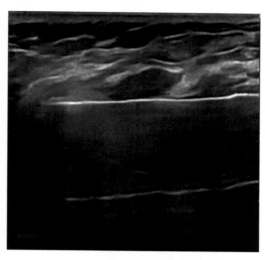

图9-2-1 超声引导下麦默通微创旋切术，将麦默通旋切刀放入结节后方，使刀槽正对结节进行切割

二、乳腺肿瘤消融术

乳腺肿瘤外科微创治疗目前主要的技术有射频消融、间质激光消融、微波消融等，这些治疗需要在超声引导下进行，与传统手术方式相比，微波消融具备创伤小、花费低及术后恢复快等优点，且肿瘤原位灭活对周围的正常组织影响较小，术后乳房外形良好。所以临床得以广泛应用。

超声引导下经皮微波（射频）消融治疗乳腺肿瘤是指在超声影像实时引导下对乳腺肿瘤进行靶向定位，将消融针经皮穿刺置入至病灶内，利用微波（射频）的局部致热作用，短时间内使消融针周围的组织温度升高，从而使肿瘤细胞凝固性坏死。

乳腺消融治疗的不足之处是不能保证边缘无残留，消融后超声表现为后方回声衰减，无法准确评估是否完全治疗。但其临床适应证及治疗原则仍需进一步研究。

三、CT引导下乳腺穿刺活检术

CT引导下穿刺活检是在CT机引导下利用穿刺针经皮穿刺进入脏器或组织，获取细胞学或组织学材料，以明确病变性质的一种检查方法。该技术于1976年国外首次报道，国内1985年张雪哲率先应用于临床，近30年来随着CT机更新换代，穿刺针的改进，CT引导下的穿刺技术可用于全身各个部位的病变诊断，同时也是CT引导下介入治疗的基础。CT引导下穿刺活检在乳腺病变方面的应用较少，因超声引导下穿刺活检在乳腺更具优势，CT引导下穿刺活检往往作为超声引导下穿刺活检不能取得病变的备选方案。

（一）适应证

（1）穿刺证实良、恶性。

（2）穿刺证实原发或转移。

（3）随诊中的良性病变，短期发生变化，穿刺证实其性质。

（4）治疗中的肿瘤确定其性质的变化。

（5）恶性病变，放、化疗前取得细胞组织学诊断。

（6）靶向药物治疗前取得基因检测。

（二）禁忌证

（1）有严重出血倾向的患者（包括服用抗凝血药患者）。

（2）一般状况极差，不能耐受本技术检查者。

（3）疑血管性病变，如动脉瘤、动静脉畸形者。

（4）患者敏感，呼吸、体位等无法配合者，剧烈咳嗽不能抑制者。

（5）病变与大血管关系密切，难以避开者。

（6）穿刺进针点有感染者。

（三）穿刺前准备

（1）血常规、凝血检查、病毒标志物。

（2）确认患者近期未服用抗凝血药物。

（3）完善CT检查，一般需要有强化CT，评估手术风险等。

（4）术前禁食4～6小时，以防术中呕吐。

（5）术前谈话、签字，并向患者及其家属详细说明手术过程。

（6）训练患者在平静呼吸下屏气，以便在术中很好地配合。

（7）建立静脉通路。

（8）术前器材准备：活检针（枪）、与活检针相匹配的同轴套管针、玻璃片、盛福尔马林用的玻璃容器等。

（9）栓塞止血备用：明胶海绵、白眉蛇毒止血药、卡络磺钠等。

（10）注射器及麻醉药：5ml或10ml注射器、2%利多卡因注射液。

（四）操作步骤

操作过程：患者步入操作室，仰卧位或其他合适体位，头先进。行CT扫描，确定病灶位置；体表放置定位器，再次行局部薄层CT扫描确定体表进针点、进针路径及穿刺靶区。体表穿刺点区域碘伏消毒，铺洞巾，2%利多卡因注射液5ml局部麻醉。薄层CT监控下将穿刺套件分步进入病变靶区；薄层CT扫描确定针尖位置无误后，拔出针芯，沿套管针置入活检针切割取得病变组织，确认取材无误后，拔出穿刺针，局部碘伏消毒，纱布包扎。再次CT扫描观察有无并发症，术后嘱患者按压穿刺点3分钟。

将获取的标本轻柔涂抹于载玻片上形成印片，送检验科细胞室行细胞学分析；余组织标本用10%福尔马林浸泡，送病理科行病理分析。

参 考 文 献

浦玉芳，戴丽娟，姚卫康，等，2010. 超声引导下麦默通微创旋切系统在切除乳腺良性肿块中的应用［J］. 当代医学，16（28）.

张静，李占文，刘纯，等，2014. 麦默通微创旋切手术治疗乳腺肿物与活检的应用［J］. 中国医药导报，11（2）：76-78.

周文斌，张毅，2018. 超声引导微波（射频）消融治疗乳腺纤维腺瘤专家共识［J］. 中华乳腺病杂志（电子版），（6）：321-323.

彩　图